AF178579

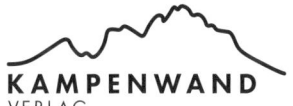

ISBN: 978-3-98660-053-2

© 2023 Kampenwand Verlag
Raiffeisenstr. 4 · D-83377 Vachendorf
www.kampenwand-verlag.de

Versand & Vertrieb durch Nova MD GmbH
www.novamd.de · bestellung@novamd.de
+49 (0) 861 166 17 27

Text: Christoph Falkenroth
Lektorat: Beate Westerkamp
Zeichnungen: Uli Hardt
Bilder: Shutterstock.de – @VectorArtFactory
Medizinische Beratung:
Dr. Christian Westerkamp & Monika Zimmermann
Druck: FINIDR, s.r.o.
Lípová 1965 . 737 01 Český Těšín . Česká republika

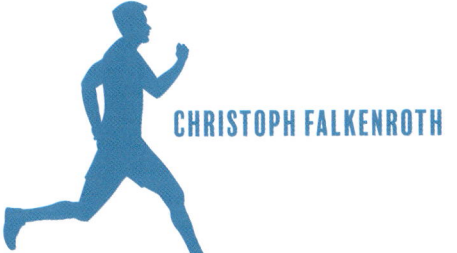

CHRISTOPH FALKENROTH

LÄUFERKNIE

UND

SPORT-BH

Für
Beate, Leo & Eff

DANKE AN

Dr. Steffen Damm, Katrin Ebersohn, Uli Hardt, Hedwig Klostermann, Dr. Kathryn Konrad, Carmen Thomas, Dr. Christian Westerkamp, Christine Westermann, Jurgen Wolff und Monika Zimmermann. Und an die unfassbar vielen Menschen, die in ihrer Freizeit jedes Jahr ehrenamtlich Hunderte von Laufveranstaltungen unterstützen und ermöglichen.

OBACHT!

Die Auswahl und Recherche der in diesem Buch behandelten Begriffe erfolgte mit der größtmöglichen Sorgfalt. Die Erläuterungen erheben aber keinesfalls den Anspruch, einer wie auch immer gearteten medizinischen Beratung oder einer Diagnose auch nur nahe zu kommen.

Wenn es um die Aufnahme sportlicher Unternehmungen oder damit verbundene Probleme geht, empfiehlt sich grundsätzlich die vorherige Einholung kompetenten medizinischen Rates. Eine Haftung für eventuelle Schäden jeglicher Art wird daher vom Autor ausdrücklich aus keinem Rechtsgrund übernommen.

Im Übrigen wird in diesem Buch wahl- und systemlos mit männlichen, weiblichen und diversen Formen hantiert, ebenso mit dem Binnen-I und womöglich noch mit anderen geschlechtergerechten Ausdrucksweisen. Grundsätzlich sind dabei immer alle mitgemeint, die gerade nicht erwähnt sind. Aber eigentlich sind alle erwähnt.

VORWORT

Wissen ist Macht!
Francis Bacon

Liebe Läuferinnen und Läufer,

man kennt das: Wenn man heutzutage durch einen x-beliebigen Park oder eine sonstige (Natur-)Landschaft rennt, dann begegnen einem unweigerlich laufende Mitmenschen. Besonders bei schönem, dem sogenannten Laufwetter, ist dann allerorten die James-Dean-Laufgruppe ausgesprochen stark vertreten. Deren Angehörige sind leicht zu erkennen: Denn sie wissen nicht, was sie tun. Ob das aber gut ist, ist die Frage, die sich hier quasi aufdrängt.

Nun ist es ist mit dem Laufen schon ein bisschen so, wie mit dem Pilzesammeln. Selbstverständlich kann man ahnungslos im Wald alles einsacken, was irgendwie nach essbarem Pilz aussieht, die Ausbeute dann zubereiten und tapfer verzehren. Dabei muss nicht zwangsläufig etwas Schlimmes passieren. Es kann aber. Und je öfter man das macht, um so größer ist dann doch die Chance, etwas zu sich zu nehmen, von dem sich hinterher herausstellt, dass man es besser hätte bleiben lassen.

Profunden Pilzkennern und -innen passiert derlei (in der Regel jedenfalls) nicht, denn sie haben sich vorher schlau gemacht – nicht selten anhand entsprechender Handbücher und Lexika. So verhindern sie bleibende Schäden und erhalten sich die Freude an ihrem entspannenden Hobby.

Anhand dieses sicherlich überzeugenden Vergleichs lässt sich hoffentlich erahnen, wie das vorliegende Buch gemeint ist. Was Pilzsammlerinnen und -sammlern ihr Pilzlexikon, möge Läufern und -innen das vorliegende Buch sein. Oder so ähnlich...

Viel Spaß bei der Lektüre wünscht in jedem Fall
Christoph Falkenroth

*Ausdauer wird früher oder später belohnt
- meistens aber später.*

Wilhelm Busch

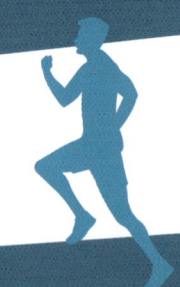

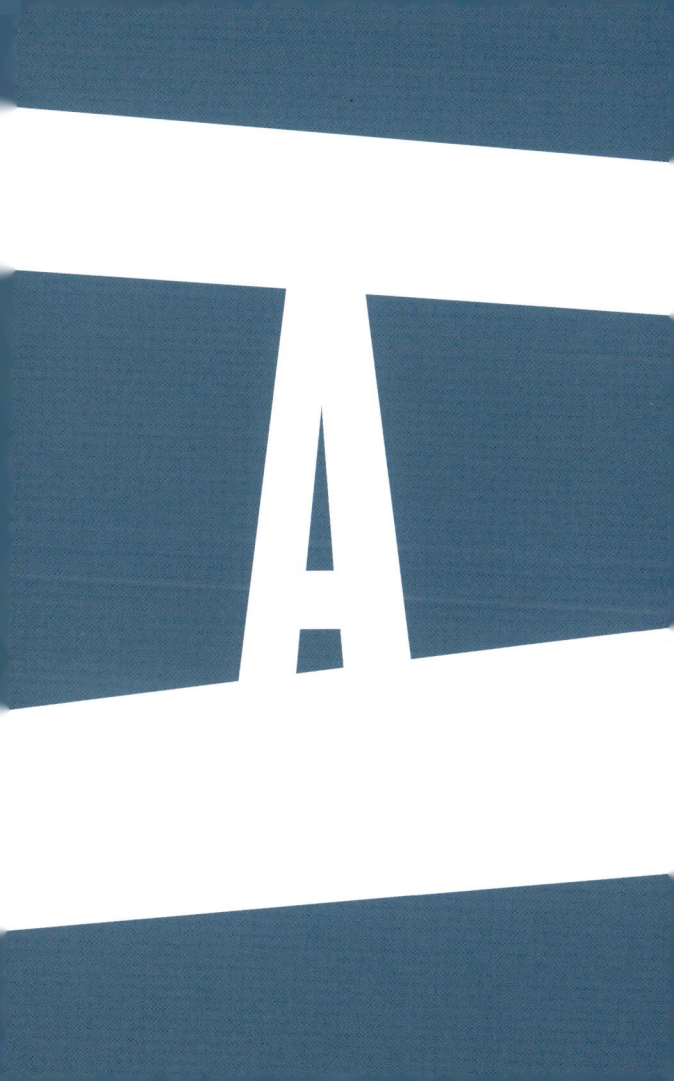

ACHILLES
SEHNE

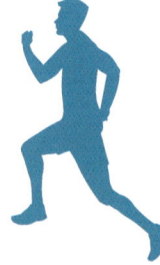

Mehr oder weniger jäh setzt die Achillessehne als stärkste Sehne im menschlichen Körper am Fersenbein an und verflüchtigt sich mehr oder weniger nach oben in den Wadenmuskel. Beklagenswerterweise ist die Achillessehne gleichzeitig auch die Achillesferse vieler LäuferInnen. Die Möglichkeiten, ihr den Rest zu geben, sind zahlreich, sei es durch simple Überlastung, falsches Schuhwerk, unterschiedlich lange Beine, Fußfehlstellungen, schiefstehende Becken, schlechte Lauftechnik bei zu hohen Umfängen, Übergewicht, Rauchen, rheumatische Beschwerden u. Ä. Auf all diese Dinge reagiert die gemeine Achillessehne in der Regel gereizt bis entzündet (Achillodynie), im schlimmsten Falle sogar mit einem Riss, den selbst behandeln zu wollen sich nicht wirklich empfiehlt. Die gute Nachricht: Bis auf den Achillessehnenriss kann man all diese Gebrechen unter anderem durch Schonung, allerlei (Dehn-)Übungen und Omas *Krautwickel* (nicht zu verwechseln mit Kohlrouladen) wieder in den Griff bekommen.

AD-HOC SELBST- DESINFEKTION

s. Urin

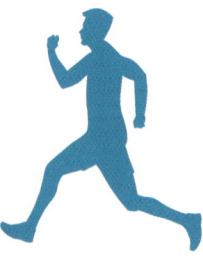

AEROBER
BEREICH

Wer beim Dauerlauf seine MitläuferInnen mit allerlei Schwänken aus seiner Jugend und sonstigem Gedöns verbal zutexten kann, ohne dabei ins Japsen zu geraten, der läuft eindeutig im aeroben Bereich, denn offensichtlich bekommt er ja noch genügend Luft. Die Herzschlagfrequenz liegt hierbei irgendwo zwischen 60 und 75% des persönlichen Maximalpulses, was dazu führt, dass der Schwätzer dieses Tempo zu allem Überfluss auch noch lange durchhalten kann. Was für die anderen akustisch auf Dauer womöglich eher unangenehm ist, ist für ihn körperlich sehr von Vorteil, denn er trainiert gerade bestens seine Grundlagenausdauer im sogenannten GA1-Bereich. Hier funktioniert die Fettverbrennung optimal und eine Überlastung ist quasi ausgeschlossen. Wollen die MitläuferInnen ihre Ruhe haben und sind entsprechend trainiert, dann müssen sie nur ein bisschen das Tempo anziehen. Der Schwätzer bleibt dann entweder auf der Strecke, oder er zieht mit und läuft kurz darauf jenseits seiner *aerob-anaeroben Schwelle*. Hier werden seine Ausführungen zunächst erheblich kürzer, kurz darauf setzt dann ein – aufgrund der sogenannten „Sauerstoffschuld" nur noch von Keuchen unterbrochenes – seliges Verstummen ein.

AEROB-ANAEROBE
SCHWELLE

Mit öder Konsequenz anstrengungslos im eigenen Wohlfühltempo einherzudüdeln, ohne je in Atemnot zu geraten, bringt eventuell Wohlempfinden, aber sicher keinen Trainingsfortschritt. Den erreicht man nur durch Trainieren möglichst dicht an der ANS, der persönlichen anaeroben Schwelle – die sich wiederum durch eben dieses Training verschiebt, was den aeroben Bereich langsam, aber sicher vergrößert, wodurch es möglich ist, länger zu trainieren, ohne die eigene Belastungsgrenze zu überschreiten. Für die ChemikerInnen unter uns: Solange das *Laktat* sich in der Muskulatur im wohligen Gleichgewicht bildet und abbaut, ist alles in Butter. Aber oberhalb von etwa 4 mmol Laktat pro Liter Blut wird es unschön, denn dann ist die ANS überschritten. Schonungslos zerfällt nun das Adenosintriphosphat in Adenosindiphosphat und irgendeinen Rest, der Bedarf an Sauerstoff ist plötzlich größer als das, was man noch einzuatmen vermag und leidig setzt die Übersäuerung ein. Das vergällt die Freude am sportlichen Tun jählings und zwingt zu einer Pause, in der mithilfe des Kreatinphosphats beglückenderweise wieder Adenosintriphosphat hergestellt wird. Dieses physiologische Überlastungsdrama sollte möglichst vermieden werden, denn es wirft auch die Willensstärksten ohne jede Gnade zurück. Wer seine Ambitionen nicht unterdrücken kann oder will, ist also gut beraten, das eigene Training vernünftig zu steuern, z. B. nach Bestimmung der eigenen aerob-anaeroben Schwelle und mittels eines darauf basierenden Trainingsplans.

AEROBIC

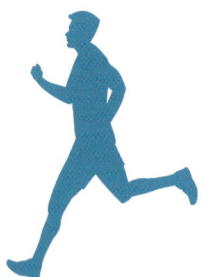

Oberbegriff für extra schweißtreibende Ausdauer-Gymnastikkurse, die überwiegend in übelriechenden Hallen bei grundsätzlich unsäglicher Bumm-Bumm-Musik abgehalten werden. Fitness-Insider sprechen gerne auch ehrfurchtsvoll von „Power-Kursen". Je nach modischem Trend lassen sich hierunter so unterschiedliche Schwachheiten wie „Thai Box", „Step-Aerobic", „Latino-Dance" oder „Power Pump" finden. Gleich hoch ist bei allen Varianten das Verletzungsrisiko sowie die Möglichkeit, seinen Puls in kürzester Zeit über die magische Herzinfarkt-Marke von 200 Schlägen pro Minute zu peitschen. Wer das ohne bleibende Schäden überlebt, kann bei derlei – in Fachkreisen auch „Sado-Workout" genannten – Tätigkeiten eine maximale Kalorienverbrennung erzielen. Diese speist sich allerdings dummerweise nur zu einem Drittel aus der Verbrennung von Fett. Für wasserscheue Läufer mit zu viel Hüftgold, die sich aufgrund vorherrschenden Mistwetters in einer ungelüfteten Halle sportlich betätigen wollen, empfehlen sich daher Alternativangebote wie etwa *Spinning*. Damit lässt sich Ausdauer auch bei Hagelschauern und Orkanen sinnvoll und entfettend trainieren.

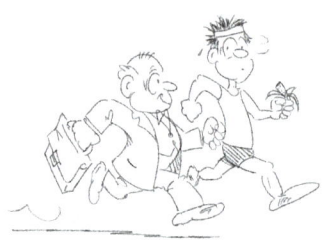

AGE GROUPER

Weil „Age Grouper" definitiv viel cooler klingt als „AltersklassenathletInnen" ist dieser Begriff problemlos in den Sprachgebrauch jener übergegangen, die möglichst lässig ihren Status als Sportwettkampf-Insider, hauptsächlich im *Triathlon*, dokumentieren möchten. Simplerweise verbergen sich hinter dieser Bezeichnung all jene, die bei einem entsprechenden Wettkampf nicht als Profis, sondern als normale Menschen antreten; also jenes Heer an SportlerInnen, die just for fun und daher mehr oder weniger verbissen an den Start gehen, um in den Ergebnislisten hernach auch in ihrer jeweiligen Altersklasse aufzutauchen.

ALL-TERRAIN-SCHUHE

Glaubt man der Werbung, hat man mit All-Terrain-Schuhen (neudeutsch für Multifunktionsschuhe) eine Art eierlegende Wollmilchsau mit eingebauter Trittsicherheit an den Füßen, die einen vollkommen problemlos über allerlei unterschiedliche Untergründe wie Fels, Wiese, Beton, Sand, Moos usw. schweben lässt. In Wirklichkeit sorgen diese Dinger vor allem dafür, dass man ein maximal schlechtes Gefühl für den jeweiligen Untergrund bekommt, auf dem man gerade unterwegs ist. Darüber hinaus sind solche Alle-Untergründe-Schuhe in der Regel schwer, was nicht zuletzt an der oft verbauten dicken, profilierten Sohle liegt. Da die Schuhe dadurch – und durch den daraus resultierenden Gefühlsmangel – sehr zum Umknicken einladen, endet der Schuhschaft häufig erst über dem Knöchel – was im Zweifelsfalle allerdings auch keinen Bänderriss verhindert. Als modisches Accessoire in der Stadt getragen, sollen solche Schuhe womöglich die Bereitschaft der TrägerInnen signalisieren, jederzeit zum spontanen Aufbruch in welche Wildnis auch immer bereit zu sein. Insofern dürfen sie als das ärmliche Pendant zum allradangetriebenen Jeep manches Reihenhausbesitzers gelten. Immerhin stoßen diese Schuhe beim Gebrauch keine Abgase aus.

ALTERSKLASSEN

Die Einteilung in Altersklassen bei (Lauf-)Wettkämpfen folgt erstaunlicherweise keiner einheitlichen Regel, sondern ist im Wesentlichen vom jeweils zuständigen Verband und dessen Laune abhängig. Auch international gibt es Unterschiede. So gilt etwa im Deutschen Leichtathletik Verband (DLV) eine andere Altersklasseneinteilung als im Deutschen Gehörlosen-Sportverband (DGS), und auch der Deutsche Ruderverband (DRV) wartet mit einer eigenen Einteilung auf. Dazu kommt, dass bei deutschen Wettkämpfen anders eingeteilt wird, als bei internationalen. Wer also etwa als Gehörloser mit doppelter Staatsbürgerschaft wettkampfmäßig läuft und rudert, hat den Salat. Abgesehen davon erlauben Altersklassenlisten im Gegensatz zu schnöden Gesamtlisten natürlich den schnellen Vergleich mit Gleichaltrigen und dienen ganz grundsätzlich einer positiven Psychohygiene von Wettkampfteilnehmenden. Zweifellos ist es ein gewisser Balsam für das eigene Ego, etwa beim Berlin-Marathon 2015 nicht nur in der ellenlangen Gesamtliste auf Platz 28299 aufzutauchen, sondern sich in der eigenen Altersklasse wenigstens auf Platz 1494 wiederzufinden. Allerdings kann die Freude an der genauen Positionsbestimmung im Kreise der Mitalternden dadurch schwer getrübt werden, dass daran auch unschwer zu erkennen ist, wie viele 70jährige oder gar noch Ältere wieder einmal schneller waren als man selbst.

AQUA JOGGING

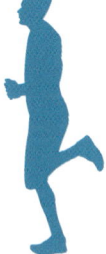

Mitunter kann man in Hallenbädern Damen meist fortgeschrittenen Alters dabei beobachten, wie sie sich, von einem um die Hüften gewundenen Styroporgürtel mühsam über Wasser gehalten, in Zeitlupe vorwärts bewegen, indem sie mit ihren Beinen unter Wasser etwas veranstalten, was entfernt an eine Art Joggingbewegung zu erinnern in der Lage ist. Der Gipfel ist dabei zweifellos erreicht, wenn mehrere Damen dieser nervenzerfetzenden Tätigkeit nebeneinander nachgehen und sich dabei angeregt unterhalten, aber nicht merken, dass sie mit ihrem feuchten Kaffeekränzchen locker die Hälfte des Beckens blockieren. Aus diesem Anblick des Jammers jedoch zu schließen, dass Aquajogging nur etwas für halbagile RentnerInnen ist, wäre weit gefehlt. In Wirklichkeit handelt es sich dabei – richtig ausgeführt – um eine äußerst effiziente Trainingsmethode. Diese bringt auch gut Trainierte erstaunlich schnell an ihre Leistungsgrenzen und man kann ihr auch dann noch nachgehen, wenn man sich etwa als Läufer nach einer Verletzung in einer erzwungenen Rekonvaleszenzphase wiederfindet. Während die Gelenke hierbei maximal geschont werden, sorgt der Wasserwiderstand dafür, dass die

Muskulatur ebenso maximal gefordert wird – vorausgesetzt, man wogt nicht wie ein waidwunder Wels durch die Wellen, sondern gibt alles. Das kann man sich dadurch sehr erleichtern, dass man auf Hilfsmittel wie Schwimmgürtel und sonstige Auftriebshilfen vollkommen verzichtet und sich lediglich durch appropriate Beinbewegungen über Wasser zu halten versucht. Bescheuert aussehen tut es leider trotzdem.

ARMHALTUNG

Was die Haltung der Arme angeht, so sieht man auf den Laufparcours dieser Welt – leider – alles. Unkoordinierte Schleuderer, bilaterale SchwenkerInnen, kraftlos Schlackernde, saftlos Vordem-Körper-Herumwurstelnde, immobile Versteifte, verhinderte BoxerInnen. Das sind keine wirklich schönen Anblicke – von der total sinnlosen Energievergeudung, die derlei bedeutet, ganz zu schweigen.

Für die Betroffenen scheint es eine schwer zu erlangende Erkenntnis zu sein, dass die Arme bereits von Natur aus seitlich am Körper angebracht sind und es von daher hohen Sinn macht, sie auch beim Laufen dort zu belassen. Tatsächlich kann man auch ohne Achtsamkeitstraining nach Kabat-Zinn feststellen, dass sich ein mehr oder weniger rechter Winkel zwischen Ober- und Unterarm ganz natürlich einstellt, wenn man läuft. Und geradezu magisch überträgt sich ja der Laufrhythmus auf die Bewegung der Arme, die sich darob ganz von selbst anschicken, vor- und zurückzuschwingen. Im Grunde ein total simples Konzept. Wenn man sich nur diese Zusammenhänge immer wieder ins Hirn hämmert, ist schon einiges gewonnen. SpitzenathletInnen setzen übrigens den lockeren Schwung der Arme ganz bewusst ein, unterstützen damit den eigenen Vortrieb, vermeiden nervige Verspannungen auf Langstrecken, minimieren ihren Energieaufwand und sehen dabei auch noch gut aus.

ATEMFREQUENZ

Ein einigermaßen normaler erwachsener Mensch atmet, wenn er sich nicht anstrengt, ca. 11–18 mal pro Minute ein und aus, während es Neugeborene, Säuglinge, Kleinkinder, Kinder und z. B. überhitzte Berner Sennenhunde auf wesentlich höhere Frequenzen bringen. Wer ein wenig auf sich achtgibt, kann gelegentlich merken, dass bei sportlicher Betätigung die Atemfrequenz steigt, und zwar je nach (Un-)Kondition und Anstrengung nicht unrapide. Über die dabei erreichbare Obergrenze sind sich die Fachleute uneins, die diversen Angaben schwanken zwischen 60 und 90 Atemzügen pro Minute. Einig ist man sich darüber, dass dieser Wert allein über die Fitness eher wenig aussagt. Hierzu muss man das Atemzugvolumen ins Spiel bringen, also jene Luftmenge, die bei einem Atemzug ein- und ausgeatmet wird und die sich durch vernünftiges Training steigern lässt. Die Atemfrequenz in Ruhe kann mit einigen unerquicklichen Symptomen einhergehen, wie z. B. Tachypnoe, Bradypnoe, Dyspnoe, Orthopnoe und anderen Pnoen. Deren Auftreten lässt die Hinzuziehung eines Arztes angeraten sein, denn zu schnelle oder zu langsame Atmung ist schließlich ebenso wenig empfehlenswert, wie eine nur empfundene oder gar tatsächliche schwere Atemnot. Besonders wichtig: Das völlige Ausbleiben einer Atemfrequenz deutet auf bereits stattgehabten oder baldigen Exitus hin und sollte daher tunlichst vermieden bzw. umgehend fachkundig behandelt werden.

AUSLAUFEN

Entschuldigungs-Terminus für diejenigen, die auf den letzten zwei Kilometern schlapp machen bzw. das Tempo nicht noch weitere zwei Kilometer halten können. (*vgl. Einlaufen*)

*Bricht sich ein Läufer ein Bein, herrscht
große Freude bei den Kriechern.*

Eduard Douwes Dekker

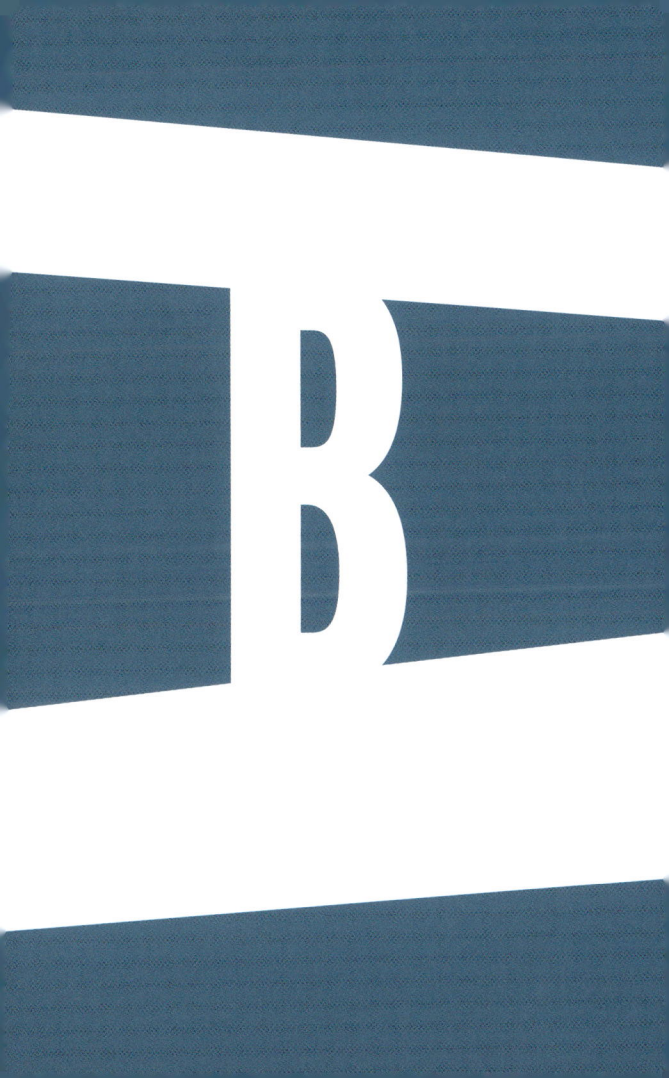

BABY
JOGGER

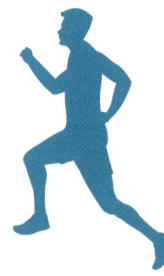

Auch Eltern von Kleinstkindern laufen, allerdings nicht selten auf dem Zahnfleisch, insbesondere dann, wenn der Nachwuchs die Nacht aufgrund von Zahnung und ähnlich unschönen Zuständen permanent zum Tage macht. Passionierte LäuferInnen, die sich – nicht unerwartet, aber dennoch meistens plötzlich – in der Rolle von frischgebackenen Eltern wiederfinden, denken je nach Temperament des Nachwuchses womöglich eher ans Weglaufen – nicht zuletzt, weil sie nicht mehr zum Laufen kommen. Ein geradezu frühkindliches Dilemma. Mitunter schicken sich daher ganz Wagemutige an, mit handelsüblichen Klappbuggys, in die sie den Nachwuchs nebst kunstvoll befestigtem Schnuller gepfercht haben, die gewohnte Hausrunde ablaufen zu wollen. Solche Versuche werden allerdings spätestens dann jäh aufgegeben, wenn sich die Miniaturräder eines solchen Klappbuggys während des Laufs irgendwo verkantet haben und das Gefährt in unangenehmer Abruptheit zum Stehen kommt. Während die kleinen Insassen, sofern angeschnallt, ein solch ruckartiges Vorkommnis eventuell mit großem Gaudium zur Kenntnis nehmen, ist das zum Hechtsprung über den Kinderwagen genötigte Elternteil in der Regel deutlich unentspannter. Die Lösung für dieses Problem ist dem Amerikaner Phil Baechler zu verdanken, der im Jahr 1984 als junger Vater weder seinen kleinen Sohn, noch sein Lauftraining vernachlässigen wollte. Er zerlegte daher kurzerhand zwei Fahrräder, fügte drei der so verfügbaren Räder zu einem Dreirad zusammen, spannte ausreichend Segeltuch dazwischen, verpasste dem Ganzen noch einen nach hinten ausladenden Griff und hatte auf diese Weise den ersten langstreckentauglichen und geländegängigen Kinderwagen zusammengezimmert, der fortan unter dem Namen „Baby-Jogger" die Laufwelt eroberte. Wenngleich sich die Begeisterung mancher Kinderorthopäden ob der nicht sonderlich rückenfreundlichen Haltung solcherart stundenlang transportierter Kinder ein wenig in Grenzen hält, so ist der Baby-Jogger doch aus dem Leben vieler geplagter laufender Eltern kaum noch wegzudenken. Außerdem trägt er zur Aufrechterhaltung des Familienfriedens bei, denn er ist wahrscheinlich das einzige Sportgerät, das die Flucht vor der Familie in die ambitionierte

Leibesübung bei gleichzeitiger Permanentbeaufsichtigung der Kinder ermöglicht.

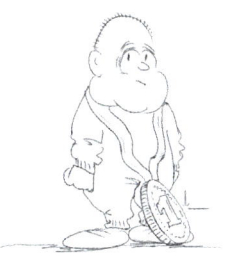

BAMBINI-LAUF

Das Wort „Bambino" bezeichnet im Italienischen Kinder vom Säuglingsalter bis in die Vorpubertät. Entsprechend geht es bei Bambini-Läufen zu. Hier hetzen überehrgeizige Eltern mit Billigung aller Anwesenden ihren nicht selten widerspenstigen Nachwuchs über diverse Distanzen, was insbesondere bei kaum des Geradeaus-Gehens fähigen Kleinkindern oft kein schöner Anblick ist. Selbst mit Hilfe von Startnummern bis zur Unkenntlichkeit vermummte Säuglinge, die krabbelnd und heulend auf einer Aschebahn eine 10-Meter-Distanz überwinden mussten, wurden bei solchen Events bereits gesichtet. Die Aussicht auf eine Medaille und einen ruhigen Abend aufgrund des total erschöpften Kindes befähigen Eltern bei Bambini-Läufen, die neuerdings auch gerne von Krankenkassen veranstaltet werden, zu erzieherischen Höchstleistungen. Der Kinderschutzbund ist hier aus unerfindlichen Gründen noch nicht aufmerksam geworden.

BANANEN

Nur wenige Nahrungsmittel sind bei (Lauf-)Wettkämpfen so allgegenwärtig wie die Banane. Dieses überaus praktische Obst hat nicht nur seine – auch in vollem Lauf leicht zu öffnende – Verpackung in Signalfarbe gleich dabei, es lässt vor allem durch seine wunderbaren Inhaltsstoffe andere Obstsorten locker im Regen stehen. Neben einer Menge leicht verdaulicher Kohlenhydrate, Ballaststoffe und Protein finden sich in Bananen viele Stoffe, die man sonst eher in einem Chemiebaukasten vermuten würde: Kalium, Magnesium, Phosphor, Kalzium, Eisen, Zink, Mangan und Kupfer. Auch Vitamine sind mit der Banane am Start, etwa C, A, K, B_2, B_3, B_6 u.a. Und das ebenfalls enthaltene Pektin hilft sowohl gegen Verstopfung wie auch gegen Durchfall – das soll erst mal einer nachmachen. Als wenn das nicht schon reichen würde, enthalten reife Bananen von allen Nahrungsmitteln die höchste Dosis des Glückshormons Dopamin, was womöglich das entrückt-selige Dauerlächeln mancher LäuferInnen nicht nur auf der Zielgeraden zu erklären vermag. Kurzum: Die Banane vereint jede Menge Vorteile auf kleinstem Raum und ist es in jeder Hinsicht wert, verzehrt zu werden. Nur die Hinterlistigsten nutzen die Schale durch einen „versehentlichen Drop" auch zur Abwehr von hartnäckigen VerfolgerInnen.

BECKENBODEN

Ein intakter Beckenboden fristet, obwohl überaus wichtig, im menschlichen Körper ein eher unscheinbares Dasein. Dabei kann er bzw. der in ihm vorhandene Mix aus Muskeln, Faszien und Bändern – gemeinhin vereinfacht als Beckenbodenmuskulatur bezeichnet – gar nicht genug gelobt werden. Befindet sich dieses Konglomerat nämlich in einem gepflegten Zustand, wirkt es Malaisen wie etwa Inkontinenz, Vaginismus, Impotenz und diversen Senkungen von Blasen oder Gebärmüttern entgegen. Es ist insofern nicht ganz falsch, der Ansicht zuzuneigen, dass ein gut ausgestatteter Beckenboden das hinderliche Herausfallen von Gedärmen weitgehend verhindert – zumindest bei Frauen. Bei Läuferinnen beiderlei Geschlechts unterbindet eine einwandfreie Beckenbodenmuskulatur nicht nur zuverlässig das unzeitige Austreten jedweder Ausscheidungen, sondern bereichert gut durchblutet auch allerlei erotische Begegnungen (vgl. *Libi-*

do). Leider fällt vergleichsweise häufig, etwa bei einer Geburt, das Kind in den Brunnen – wobei mit Kind an dieser Stelle eben der Beckenboden gemeint ist. Eine Schädigung desselben, etwa im Rahmen eines Geburtsvorgangs, bedeutet für Läuferinnen in aller Regel zunächst eine gehörige Laufpause. Eine lädierte Beckenbodenmuskulatur ist nämlich nicht mehr in der Lage, beispielsweise die beim Laufen auftretenden Stöße abzufangen, was unentrinnbar zu unwillkürlichen Undichtigkeiten führt. Glücklicherweise lässt sich aber ein angeschlagener Beckenboden mit und ohne Gerätschaften in vielen Fällen wieder zu gewohnter Leistungsfähigkeit trainieren, und das sowohl bei Läuferinnen wie auch bei Läufern.

BESTZEIT

Was dem Angler die Größe eines Fisches, ist dem Läufer und der Läuferin die Bestzeit. Das Schöne daran ist, dass viele verschiedene davon existieren können, sodass eigentlich jeder oder jede irgendeine Bestzeit vorweisen kann, wenn er/sie denn Wert darauf legt und leidlich kreativ ist. Es muss ja keineswegs die pure FKT (Fastest Known Time) irgendeiner bekannten oder unbekannten Strecke sein. Diese Angabe lässt sich problemlos anreichern etwa durch die Angabe der Altersklasse (z.B. FKTAK60) oder durch die Nennung der Region, aus der man kommt: FKTOARFC (= Fastest Known Time of a runner from Cologne). Durch weitere Verfeinerungen kann jeder und jede dahin kommen, irgendeine, zumindest inoffizielle, FKT für eine beliebige Strecke oder Verfasstheit sein Eigen zu nennen, zum Beispiel FKTOARFCWDASK (= Fastest Known Time of a runner from Cologne without drinking a single Kölsch). Der Fantasie sind hier wirklich keinerlei Grenzen gesetzt.

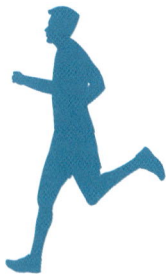

BIER

Bier ist ganz fraglos ein grundsätzlich großartiges Getränk. Malz, Hopfen, Wasser und Hefe sind drin, sonst gefälligst nix – es sei denn, man nimmt eine jener bierähnlichen Plörren zu sich, die etwa durch Glukosesirup, Aromen und ähnlich zweifelhafte Ingredienzien „angereichert" sind. Diese Suppen dürfen hierzulande aber gar nicht Bier heißen (s. § 1 der „Bierverordnung"), deswegen heißen sie dann zum Beispiel Bräu. Das kommt bekanntlich von „Gebräu" und da weiß man ja eigentlich schon, was einem womöglich blüht. Bier ohne feindliche Zusatzstoffe hingegen ist speziell für AusdauersportlerInnen eine Wohltat. Es enthält nicht nur wichtige Kohlenhydrate, sondern auch sehr günstige Mineralstoffe wie Kalzium, Magnesium, Natrium und Kalium, außerdem das Vitamin B_6, Folsäure und anderes Gesundes. Da es isotonisch ist, resorbiert der Darm all diese wunderbaren Stoffe in Nullkommanichts, ohne dass der Magen rebelliert. Leider, leider enthält handelsübliches Bier aber auch – man muss es so schonungslos sagen – den vermaledeiten Alkohol. Der wiederum macht sich bei sportlicher Betätigung eher nicht positiv bemerkbar. Nach Alkoholzufuhr leiden Konzentration und Koordinationsfähigkeiten, der Muskelaufbau ist beeinträchtigt und schneller wird man garantiert auch nicht. Außerdem entzieht Alkohol dem Körper Wasser, und das kann der, insbesondere bei längeren Ausdauerleistungen, ja mal gar nicht verknusen. Der Wermutstropfen in Sachen Bier ist also, dass der gute Stoff für SportlerInnen eindeutig und erwiesenermaßen das alkoholfreie Bier ist. Wenn es dann auch noch wenig Kohlensäure hat, dann ist es auch unterwegs und nicht erst im Ziel der absolute und gesundheitsfördernde Powerdrink (man google bei Interesse nach der „Be-MaGIC-Studie"). Der medizinische Bonus schlägt sich allerdings gnadenlos im Geschmack nieder, weshalb manche alkoholfreien Varianten auch eher nach medizinischer Nährlösung schmecken, denn nach Bier. Aber das sollte man während des Sports aushalten – und das echte Bier lieber abends neben anderen wohlverdienten Regenerationsmaßnahmen zu sich nehmen.

BINDE
GEWEBE

s. *Faszien*

BLASE

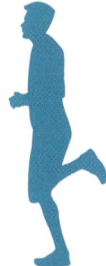

Die menschliche (Harn-)Blase existiert ganz offensichtlich in unterschiedlichen Ausführungen, abzulesen an Begriffen wie „Sextanerblase", „Konfirmandenblase", „Ministrantenblase" oder auch die in der Ex-DDR beliebte „Pionierblase". Wie dem auch sei, für LäuferInnen kann dieses Organ einerseits eher hinderlich, andererseits aber durchaus auch von Vorteil sein. Im ersteren Fall nennt man eine der oben genannten Blasen sein eigen, und wird, sofern vernünftig hydriert, jeden Laufwettkampf – gegebenenfalls sogar mehrfach – unterbrechen müssen, um sich in irgendwelche Büsche oder sonst wohin zu schlagen, wo eine zwanglose Erleichterung möglich ist. Versuche, diese hinauszuzögern, sind aufgrund der laufrhythmischen Erschütterungen selten von längerem Erfolg gekrönt und sollten von daher am besten von Vornherein unterbleiben. Bei Stadtläufen mit viel Publikum und engen Gassen kann sich ein Harndrang insofern zu einer sehr nervenaufreibenden Empfindung auswachsen. Im Gegenzug ist er beispielsweise bei langen Läufen in großer Hitze sehr zu begrüßen. So ist beim Badwater-*Ultramarathon* (einem Läufchen von 217,26 km Länge durch das amerikanische Death Valley bei bis zu 50 °C) die normalerweise gewöhnungsbedürftige Frage „Hast Du schon gepinkelt?" keineswegs eine Unverschämtheit, sondern dient vielmehr der Einschätzung des Nierenzustandes des oder der Befragten. Hier wird die Blase zum Gesundheitsgradmesser – je öfter sie geleert wird, desto besser. Wer es hier nicht schafft, sich oben so viel hineinzuschütten, dass unten irgendwann etwas herauskommt, der wird unweigerlich aussteigen müssen, will er nicht einen veritablen Nierenschaden davontragen. Diesem Schicksal eher entronnen zu sein, sollte manchem Sextanerblasengebeutelten im Falle des Falles zum Trost gereichen. (vgl. *Urin*)

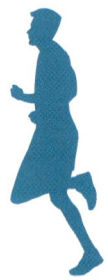

BLASMUSIK

Keineswegs nur in ländlichen Gegenden, sondern durchaus auch in mancher Metropole treiben Kapellen von oft extrem zweifelhafter Qualität öffentlich ihr Unwesen. Vor allem bei Marathonläufen machen enthemmte BlasmusikantInnen an der Strecke dezibelstark und vollkommen ungestraft jenen Läuferinnen das Laufen zur Hölle, die auch nur über den basalsten Musikgeschmack verfügen. Dabei schrecken die blechernen Terroristen unterschiedslos auch nicht vor der amusischen Vergewaltigung des noch so legendären Rockklassikers zurück. Krudeste Mischungen und Arrangements von blasmusikverheerten Volksliedern, Rock- und Popsongs, Klassik-Evergreens und selbst Jazz-Standards sind zwangsweise von jedem zu vernehmen, der nicht vorher bereits ertaubt ist. Die Geräusch gewordenen Taktlosigkeiten sorgen in der Regel noch beim letzten Laufstoiker dafür, dass er aus dem Laufrhythmus, wenn nicht gar ins Stolpern gerät. Eine extrem verschärfte Situation findet sich in Köln, Mainz und Düsseldorf, da hiesige Blaskapellen sich zusätzlich nicht entblöden, auch außerhalb der Session über Stunden sinnentleert Karnevalslieder anzustimmen. Es gelingt nur jenen, die getreu dem Motto „Die Perle in der Kacke" nicht müde werden, immer und überall nach dem Guten zu suchen, dieser akustischen Umweltverschmutzung etwas Positives abzugewinnen, indem sie hervorheben, dass die qualvolle Zwangsbespaßung durch Blasmusik immerhin zu neuen Bestzeiten verhelfen kann. Denn wo die Musik zum Davonlaufen ist, da nimmt man gerne die Beine in die Hand und hastenichtgesehn. Immerhin.

BODENKONTAKTZEIT

Ist von Bodenkontaktzeit die Rede, so ist mitnichten jene Zeitspanne gemeint, die eine total erschöpfte Läuferin oder ein vollkommen verausgabter Läufer nach dem routinemäßigen Zusammenbrechen im Ziel auf dem Erdboden zubringt und die – je nach Dauer – durchaus zu Reanimationsmaßnahmen Anlass geben sollte. Nein, dieser Begriff bezieht sich auf die Zeit, in der der Fuß beim Laufen den Boden berührt. Die Bodenkontaktzeit beträgt beim Gehen etwa 0,6 bis 0,7 Sekunden, beim Laufen um die 0,2 bis 0,3 Sekunden und bei Usain Bolt gerade mal 0,106 Sekunden. Wird bei einer Messung ein Wert von mehreren Minuten festgestellt, ist der Proband wie angewurzelt stehen geblieben und kann vernachlässigt werden. Erwähnenswert ist die Bodenkontaktzeit deswegen, weil auch NormalläuferInnen gut daran tun, sich einer möglichst kurzen zu befleißigen, sorgt dies doch für ein wesentlich effizienteres Laufverhalten und für eine geringere Belastung des beteiligten Systems, vulgo Körpers, insbesondere des Impacts auf die Gelenke und die Wirbelsäule. Erreicht werden kann dies vergleichsweise simpel durch die Erhöhung der Schrittfrequenz (s. auch *Pose®-Methode*). Die Messung der Bodenkontaktzeiten beider Füße und deren Verhältnis kann darüber hinaus Auskunft über etwaige unerwünschte Dysbalancen in der Muskulatur geben, die ihrerseits zu Fehlbelastungen führen können und denen man hernach gezielt zu Leibe rücken kann.

BODY MASS INDEX

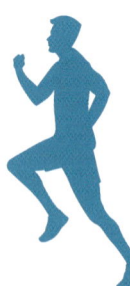

Die Angabe des Body-Mass-Index, auch bekannt als BMI, erfreut sich leider noch immer unausrottbarer Beliebtheit zur Beurteilung eines vermeintlichen Über-, Normal- oder Untergewichts. Das ist deswegen misslich, weil inzwischen hinlänglich bekannt ist, dass die Aussagekraft des BMI zur Gewichtseinordnung

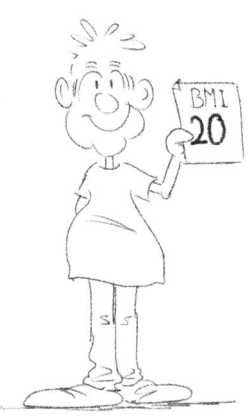

unter Umständen so sinnvoll ist wie die Angabe der jeweiligen Schuhgröße. Es kann nämlich durchaus passieren, dass ein perfekt durchtrainierter Athlet einen katastrophalen BMI hat, während einem kugelbäuchigen Dünnheimer mit ordentlich Bauchfett sein BMI im Normbereich suggeriert, bei ihm sei alles in schönster Ordnung. Will man wissen, wo man fitnessmässig steht, ist hingegen z. B. die Messung des Bauchumfangs das Mittel der Wahl (und danach meist die hurtige Reduzierung desselben).

BRADYKARDIE

Wenn der Hausarzt bei einem Patienten schon nach kurzer Untersuchung etwas von Bradykardie murmelt, so ist der Untersuchte entweder Ausdauersportler oder herzkrank, denn sein Ruhepuls liegt offenbar unterhalb der magischen Grenze von 60 Schlägen pro Minute. Da für normal Untrainierte im Schlaf oder sonstigen Ruhephasen eher 60-80 Schläge die Regel sind, ist bei niedrigeren Werten Obacht geboten. Misst man derlei an sich selbst, ohne ausdauersportlichen Exzessen zugeneigt zu sein, und verspürt man gleichzeitig vielleicht Atemnot, fühlt sich schlapp und schwindelt ab und an, dann ist ein Doc-Check definitiv angeraten. Bei Hobby-LangstrecklerInnen, TriathletInnen u. Ä. hingegen kann der Ruhepuls auch schon mal unter die 50 Schläge rutschen, ohne dass sie darob in Ohnmacht fallen müssten. Und bei Profis sieht die Sache noch mal vollkommen anders aus: Jan Frodeno etwa, seines Zeichens Triathlon-Olympiasieger und Halter der Weltbestzeit auf der Ironman-Distanz, hat einen geradezu komatösen Ruhepuls von 35.

BÜSTENHALTER

Unabdingbares Equipment für die Problemzone Nr. 1 nahezu aller Läuferinnen – es sei denn, sie seien vorpubertär, anorektisch oder sich ganz generell keiner Schuld bewusst. Leider hält das gemeine Funktions-Bustier (gewühnlich: Sport-BH) allzu oft nicht, was es verspricht, und so wackelt es, passt nicht oder hat keine Luft! Manche Läuferin irrt jahrelang ebenso frustriert wie haltlos durch sämtliche verfügbaren Sportabteilungen und hadert zunehmend mit jenen prallen Problemen, die sich in aller Regel mit den Jahren noch vergrößern. Ist dann endlich ein Oberteil gefunden, das die Pracht einigermaßen zu bändigen in der Lage ist, so erinnert die Front fürderhin nicht selten fatal an die

Kiellinie eines holländischen Plattbootes, und auch die Atmung wird schnöde in die Flachheit gezwungen. Dieses Versagen der Sportbekleidungsindustrie ist und bleibt – für alle Beteiligten – unbefriedigend. Ebenso wie übrigens der Umstand, dass es nichts Vergleichbares für fettleibige Männer gibt.

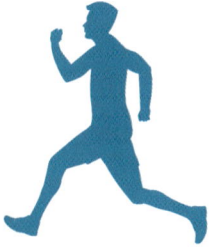

BURSITIS

s. *Schleimbeutel*

Courage ist gut, aber Ausdauer ist besser. Ausdauer, das ist die Hauptsache.

Theodor Fontane

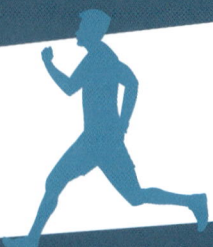

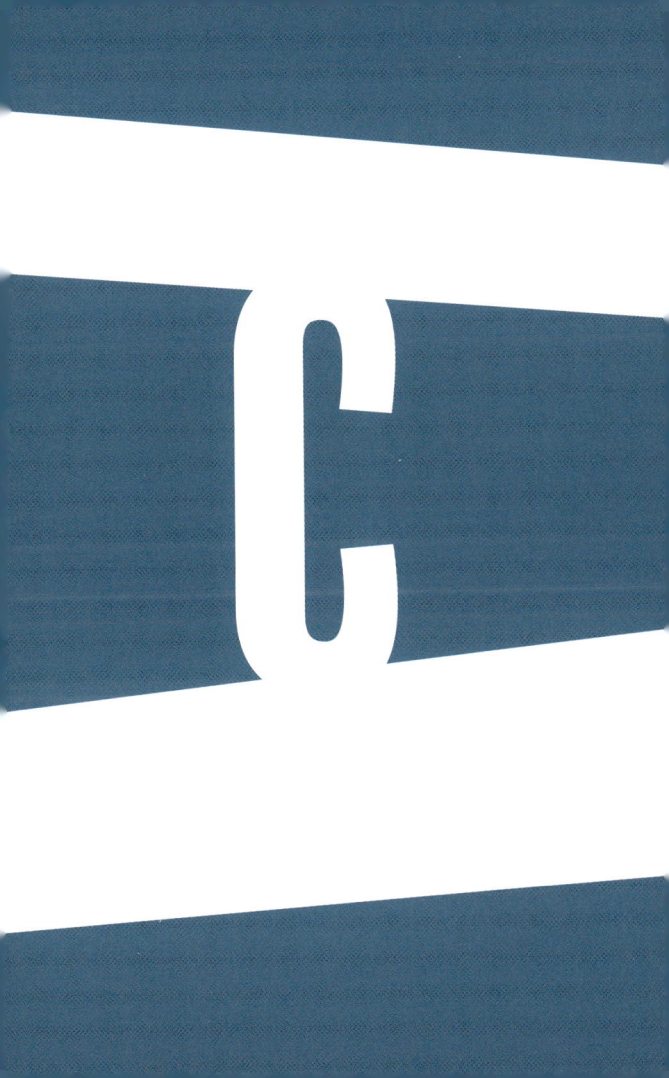

CARBO LOADING

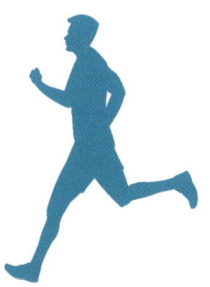

Seltsamerweise konnte sich der ursympathische Begriff „Läuferdiesel" nicht durchsetzen, daher werden Kohlenhydrate nicht zu Unrecht auch Läuferbenzin genannt. Ob nun Läuferbenzin, -Diesel oder -Zweitaktgemisch, die Analogie als solche ist ganz in Ordnung, denn man sollte tatsächlich tunlichst zusehen, dass der eigene Tank randvoll ist, wenn man zu einem längeren Wettkampf in Sachen Triathlon, Marathon oder gar Ultralauf antritt. Ansonsten droht nämlich zur Unzeit das Leeren des Tanks – will sagen: der Glykogenspeicher – durch den Mann oder die Frau mit dem Hammer. Wenig sinnvoll beim „Loaden" ist allerdings, auf die vorabendliche Pastaparty zu vertrauen, denn richtiges Tanken findet idealerweise in den Wochen vor der Ausdaueranstrengung durch vermehrte Aufnahme von Kohlenhydraten aus Nahrungsmitteln mit niedrigem glykämischen Index statt, als da z. B. wären: Äpfel, Birnen, Erbsen, Bohnen, Linsen, Vollkornreis, Roggen, Weizen, Quinoa, Buchweizen, Hirse, Nudeln u. Ä. Trickreich ist dabei leider, dass die Menge an Kohlenhydraten, die tatsächlich „im Tank" gespeichert wird, von der individuellen körperlichen Ausstattung abhängt. Will man gemäß den verbreiteten Empfehlungen in der letzten Woche vor der Unternehmung 7 bis 12 g Kohlenhydrat pro Tag und Kilo Körpergewicht zu sich nehmen, müsste man etwa an Nudeln täglich überdimensionierte Mengen vertilgen, sofern man nicht in der Federgewichtsklasse antritt. Das bringt auch abgebrühte Pasta-Fans an ihre Grenzen. An der unterstützenden Aufnahme beispielsweise von etwa maltodextrinhaltigen Getränken, Schokocreme, Honig und ähnlichem Zeugs kommt man also nicht wirklich vorbei. Zu 100 % gesund ist das leider nicht – aber wer den Hammer nicht an sich ranlassen will, muss eben Opfer bringen. (s. auch *Saltin-Diät*)

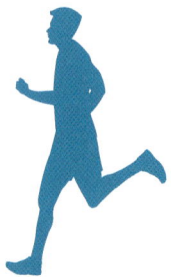

COOL DOWN

Neudeutsch für „langsam und mit der nötigen Behaglichkeit sowie dem entsprechenden Augenmaß das zuvor absolvierte kräftezehrende sportliche Erleben ausklingen lassen". Nach einem anstrengenden Lauf empfiehlt es sich nämlich durchaus nicht, abrupt stehen zu bleiben, um etwa ein anregendes Gespräch zu beginnen oder einfach nur das Training zu beenden – auch wenn der ganze Körper danach schreit. Nicht selten kommt es nämlich vor, dass der Blutkreislauf auf solcherlei überstürztes Innehalten verschnupft reagiert und kurzerhand mit einem kleinen Schwächeanfall darauf hinweist, wer hier körpermäßig eigentlich das Sagen hat. Auch diverse Muskeln reagieren mitunter gereizt, wenn man ihnen den Trainingsreiz jählings verweigert. Sie ziehen sich dann unter Umständen unbotmäßig zusammen, verhärten, oder verlieren sonstwie die Contenance. Wesentlich besser ist es, noch ein lockeres (!) Ründchen dranzuhängen, ein wenig Rad zu fahren und/oder – abhängig von

Jahreszeit und Wohnort – nach Hause zu schwimmen.

Empfehlenswert ist ebenfalls die ein oder andere abschließende warme Dusche (*s. auch Duschen*) sowie leichtes (!) An- bzw. Durchdehnen (s. auch *Dehnen*) diverser Körperteile. Nicht zu toppen ist selbstredend eine das Training krönende Massage bei Kerzenschein und angenehmer Lounge-Musik, vorgenommen durch einen wohlgeformten Angehörigen des jeweils anderen oder selben Geschlechts, je nach Präferenz.

CROSSLAUF

Es irrt, wer meint, Crosslauf sei nur die überkandidelte Bezeichnung für einen beliebigen Querfeldeinlauf durch Wald, Feld und Wiesenrain. Auch mit dem Trail-Running hat der „cross country run", wie er eigentlich heißt, nur auf manchen Streckenabschnitten die Bodenbeschaffenheit gemein. Tatsächlich wird diese – ursprünglich sogar olympische – Disziplin traditionellerweise auf einem möglichst grasbewachsenen Rundkurs ausgetragen, der an die 2000 Meter misst und etwa bei der WM bis zu sechsmal belaufen wird. Maulwurfshügel und sonstige natürliche Unebenheiten erhöhen für die TeilnehmerInnen das Verletzungsrisiko in Maßen, aber dennoch reizvoll. Hingegen wird auf Hindernisse wie Schlammlöcher, Abgründe, Stacheldrahtzäune und unüberwindliche Barrikaden großzügig verzichtet. Für ZuschauerInnen bieten sich hier, insbesondere bei Regen, schöne Gelegenheiten zu heiteren Sturz-Studien. *(s. auch Orientierungslauf & Hindernislauf)*

Der Lauf, den Du nicht machst, führt Dich garantiert nicht ans Ziel.

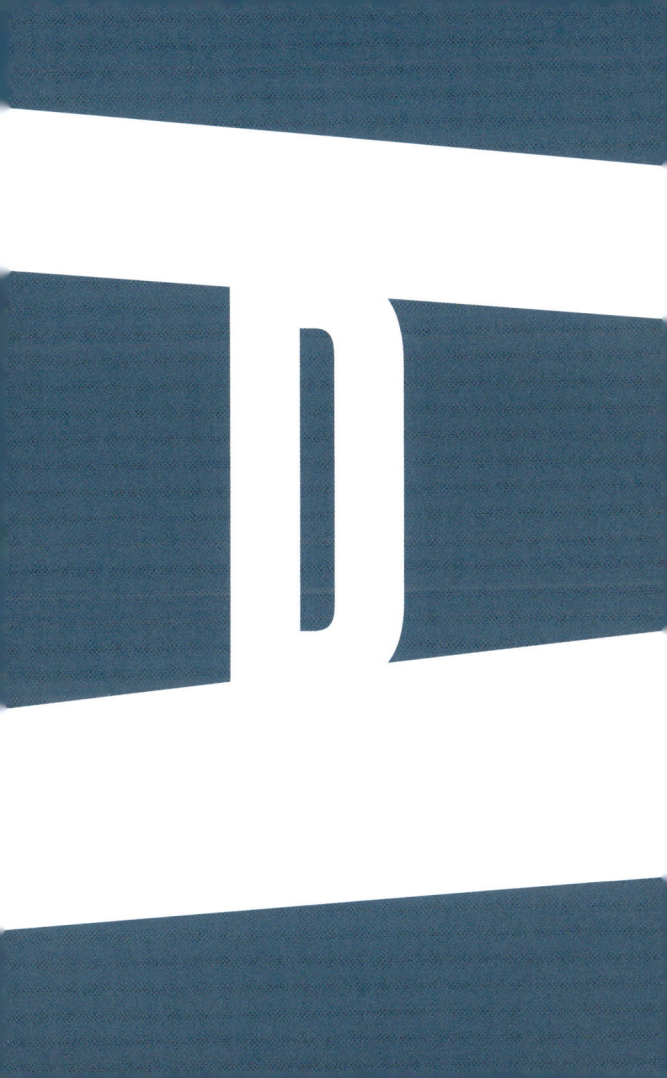

DEHNEN

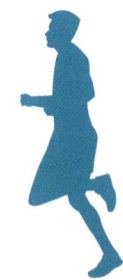

Neudeutsch „Stretching". Dehnen ist nichts weniger als Teufelswerk. Sagen die Einen. Andere verfechten die These: Ohne Dehnen ist jede Form von Sport Teufelswerk, abgesehen vielleicht von Schach – und selbst da kann man nicht sicher sein. Zwischen diesen Positionen existieren freilich auch noch jede Menge Abstufungen. Es gibt Feldversuche, die eindeutig belegen, dass jegliches Dehnen gleich welcher Gliedmaßen vollkommen nutzlos ist bzw. dem Dehnenden grausige Schäden bis in die dritte Generation beschert. Es gibt andere Arbeiten, die zu dem Schluss kommen, alle Menschen könnten locker mindestens hundertzehn Jahre alt werden, wenn sie sich nur regelmäßig dehnten. Je nach wissenschaftlicher Studie darf also als erwiesen gelten, dass Dehnen a) vor dem Laufen nützt, danach aber nicht, b) nach dem Laufen nützt, davor aber nicht, c) nach dem Laufen Muskelkater verhindert, d) nach dem Laufen Muskelkater begünstigt, e) die Leistung von Sprintern beeinträchtigt, f) für die Leistung von Sprintern völlig wurscht ist, g) das Verletzungsrisiko senkt, h) das Verletzungsrisiko erhöht usw. Sicherlich existieren irgendwo auch Studien, die belegen, dass

Dehnen intelligent, schön und reich macht sowie den Weltfrieden fördert bzw. Blödheit, Hässlichkeit, Armut verursacht sowie den nahenden Weltuntergang – die jeweils angemessene Anwendung vorausgesetzt. Insofern kann es jeder Läufer mit dem Dehnen nach derzeitigem wissenschaftlichem Kenntnisstand getrost so halten, wie es ihm guttut. Das Erfahrungswissen des Autors allerdings besagt eindeutig, dass sich durch richtiges (!) *Dehnen* z. B. Probleme mit *Läuferknie*, *Plantarfasziitis*, Wadenmuskulatur nachhaltig beseitigen lassen. Richtig heißt in diesem Zusammenhang, dass jede Region nach dem Aufwärmen mindestens jeweils eine Minute gedehnt wird, besser noch länger – auch wenn das stinklangweilig ist. Merke: Das Diktat des Dehnens dünkt desaströs! Doch denkende Dauerläufer dürfen dröges Dehnen durchaus denen darbieten, denen Dehnen deutlich dienlicher deucht, denn dionysisches Durchschnaufen. (vgl. *Aufwärmen & Cool Down*)

DIÄT

Gibt man den Begriff „Diät" in das Suchfeld der größten handelsüblichen Suchmaschine ein, werden über 20 Millionen Ergebnisse ausgespuckt, für die Kombination mit dem Begriff „Laufen" sind es immerhin mehr als 4 Millionen (Mitte 2021). Das Interesse an diesem Masochistenthema schlechthin ist also unausrottbar. Der zugehörige Wahn führt dazu, dass große Teile der Weltbevölkerung immer fetter werden – was wegen des praktisch unausweichlichen Jo-Jo-Effekts ja auch vollkommen logisch ist. Wer also Freude am Scheitern hat, angehender Sumo-Ringer ist oder einfach mal aus Spaß aufspecken möchte, der/die sollte unbedingt irgendeine Diät machen. Geht es allerdings um Abnehmen und hinterher auch abgenommen bleiben, kann man jegliche Diäten getrost in der Pfeife rauchen, sofern sie nicht zu einer wirklich nachhaltigen Ernährungsumstellung führen – was quasi nie der Fall ist. Das würde dann nämlich so aussehen: Möglichst wenig Zucker, Fleisch, Alkohol, Weizen und verarbeitete Lebensmittel. Fisch und Obst (wegen des Fruchtzuckers) in Maßen. Viel ballaststoffreiches Gemüse, Hülsenfrüchte, gute Fette/Öle, Nüsse und Vollkornprodukte. Ausreichend Flüssigkeit (viel Wasser, Tees usw., wenig Säfte [immer noch wegen des Fruchtzuckers]). Alles in allem recht simpel, aber höchst effektiv. Zwecks Gewichtsreduzierung lohnt es sich im Übrigen, dem Intervallfasten eine ganz gehörige Portion Aufmerksamkeit zu schenken, denn hier sind die Erfolge erwiesenermaßen erheblich. (vgl. *Fasten*)

DUSCHEN

Wer duschen automatisch mit Wärme assoziiert, der sollte zusehen, bei Wettbewerben zu den Schnelleren zu gehören. Zwar weisen Veranstalter von Laufevents immer wieder auf Duschmöglichkeiten im Ziel hin, sie verschweigen aber hinterlistigerweise, dass das warme Wasser nur für die ersten zweihundert ZieleinläuferInnen reicht.

Läuft man also eher etwas langsamer und kommt daher ein wenig später ins Ziel, gibt es in der Regel zwar noch Wasser, aber das ist leider arschkalt. Insbesondere im Winter ist es sogar saukalt, und der Gang unter die Dusche macht dann sehr, sehr wenig Freude – es sei denn, man hängt der Wim-Hof-Methode an und springt von daher sowieso jubelschreiend in jedes sich bietende eiskalte Gewässer, weil das ja so gesund sein soll. Dem eigenen Wohlbefinden ist es ggf. weitaus zuträglicher, die kalte Dusche einen guten Mann sein zu lassen und sich ungeduscht auf den Heimweg zu begeben. Das ist olfaktorisch für die Mitwelt zwar nicht ganz unproblematisch, hat für einen selbst aber häufig noch den zusätzlichen Vorteil, dass man in öffentlichen Verkehrsmitteln plötzlich genügend Platz um sich herum hat und nach dem Rennen vielleicht sogar die Beine ausstrecken kann.

Ein Lauf – Einlauf. Es klingt gleich, und doch: Was für Welten liegen dazwischen!

EINLAGEN

Einlagen mögen auf einer Bank durchaus ihre Berechtigung haben. In Schuhen haben sie die nur in den seltensten Fällen – es sei denn, man ist eingefleischter Fan von Muskelschwund und veränderter Körperstatik. Was immer ein Fachmann auch erzählt: Ein Fuß, der durch eine Einlage gestützt wird, entwickelt alles Mögliche, aber sicherlich keine Muskulatur, die wesentlich für eine gesunde Statik desselben sorgen kann. Stattdessen wird das Fußgewölbe nebst Rest in eine Form gezwängt, die mangels Muskulatur leider nicht beibehalten werden kann, sobald man die Einlagenschuhe von sich geworfen hat. Denn was macht ein Muskel, den man entlastet und stützt? Richtig: Er verkümmert! Insofern sind Einlagen nicht selten eher Unfug. Falls ein Laufberater oder eine -beraterin Ihnen also partout welche verpassen möchte, dann machen Sie sich a) vielleicht besser umgehend aus dem Staub und beginnen Sie b) sofort damit,

Ihre Fußmuskulatur durch spezielle Übungen und z. B. sehr, also wirklich sehr gemächlich gesteigertes Barfußlaufen konsequent aufzutrainieren. (Die Übersetzung von „gemächlich" lautet in diesem Fall: „mit absurd kurz erscheinenden Distanzen beginnen, die wirklich nur ganz allmählich länger werden".) Alles andere ist oft Symptomhuberei und sorgt dann lediglich dafür, dass den Orthopäden und anverwandten Berufsgruppen die Kundschaft nicht ausgeht.

EINLAUFEN

Entschuldigungs-Terminus für diejenigen, die Schwierigkeiten haben, beim Laufen sofort bzw. überhaupt auf Touren zu kommen. Die Einlaufphase kann von zehn Minuten bis zu mehreren Jahren dauern. (vgl. *Auslaufen*)

END
SPURT

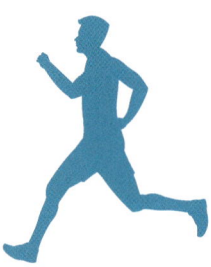

Zum Endspurt gibt es ausgesprochen unterschiedliche Ansichten. Es gibt Totalverweigerer nach dem Motto: „Der Endspurt gehört zum Wettkampf wie das Kölsch zu Düsseldorf". Andere wiederholen gebetsmühlenartig: „Wer am Ende noch spurten kann, hat vorher getrödelt." Und wieder andere meinen: „Der Endspurt war erst dann einer, wenn der oder die Endspurtende sich unmittelbar nach dem Überqueren der Ziellinie mindestens die Seele aus dem Leib kotzt." An all dem ist sehr wahrscheinlich etwas dran. Wer sich denkt „Ein bisschen was geht doch immer noch", wen das Zielbier, die Medaille oder schlicht die Erleichterung verheißende Aussicht auf ein Klo lockt, der mag am Ende einen Zahn zulegen. Wer sich aber bereits mehrere Kilometer vor dem Ziel eingestehen muss, auf Rekordherzfrequenz zu laufen und eh schon alles gegeben zu haben, der lässt es besser bleiben. Merke: Der Beigeschmack, den ein Endspurt bekommt, der durch einen Herzkasper beendet wird, ist ein nachhaltig fader.

ERKÄLTUNG

Manchmal ist es die Nase, die läuft, und der Rest des Körpers fragt sich dann, ob er mitlaufen soll, oder besser nicht. Darüber sind die medizinischen GelehrtInnen uneins. Während die einen empfehlen, sich überhaupt keiner Anstrengung zu unterziehen, solange die Schleimhäute vor sich hinschwellen und die Bronchien langsam eindicken, haben andere gegen moderate Bewegung an frischer Luft nichts einzuwenden. Wie so oft liegt der Schlüssel tatsächlich in der Moderatheit bzw. im eigenen Körpergefühl (für Männer: Das ist das ungeschönte Erspüren des tatsächlichen aktuellen Zustands des eigenen Körpers, nicht die Wunschvorstellung davon). Dass sich eine Überanstrengung bei jedweder Erkrankung verbietet, dürfte als Binsenweisheit im gesunden Menschenverstand mittlerweile seinen Platz gefunden haben (vgl. *Fiebriger Infekt*). Überdies lädt das Vorhandensein von Kopf- und Gliederschmerzen regelmäßig nicht zu sportlicher Betätigung ein. Und sobald eine irgendwie erhöhte Körpertemperatur im Spiel ist, es sich also um einen fiebrigen Infekt handelt, hat der Spaß definitiv aufzuhören. Ein bisschen Halskratzen, hier und da ein Hüsterchen und eine Schniefnase ohne größere Begleiterscheinungen müssen hingegen nicht zwangsläufig als Einladung für den inneren *Schweinehund* herhalten, sofern man sich ansonsten gut fühlt.

ERMÜDUNGS BRUCH

s. *Stressfraktur*

EXTRA SYSTOLEN

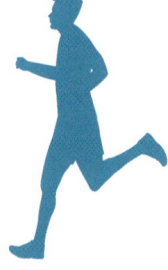

Sie sind sozusagen das „kleine Extra zwischendurch", zusätzliche Herzschläge, die den in schönster Regelmäßigkeit normal vor sich hin pulsierenden Puls mal eben aus dem Takt bringen und mächtig irritierend wirken, wenn man sie zum ersten Mal an sich bemerkt. Aber gemach! Es besteht kein Anlass, in Panik gleich sein Testament zu verfassen oder vor Schreck einen Infarkt zu erleiden, wenn das Herz gelegentlich in der Gegend herumstolpert. In den meisten Fällen sind derartige Taktlosigkeiten, die oft in Ruhephasen auftreten, total harmlos und vertanzen sich bei Aktivität wieder. Stolpert das Herz allerdings unter Belastung länger als eine halbe Minute oder gesellen sich irgendwelche nichtsnutzigen Unpässlichkeiten (z. B Schwindel, Atemnot o. Ä.) dazu, dann lohnt ein Arztbesuch definitiv. Ein EKG hat noch keinem geschadet, und die Erhebung desselben zur Abklärung etwaiger unschöner Erkrankungen ist wesentlich angenehmer als beispielsweise der Kontakt mit einem Defibrillator zum Zwecke der eigenen Wiederbelebung.

„Fußläufige Entfernung" ist mitunter ein
sehr, sehr dehnbarer Begriff.

FASTEN

Der Volksmund sagt: „Vor dem Fasten kommt das Tasten!", und er hat damit einmal mehr recht. Denn je mehr Speckröllchen an Bauch und Hüften man ertastet, umso eher lässt man sich überzeugen, dass etwas dagegen getan werden muss, und da ist – nicht nur für Läufer und -innen – Fasten das Mittel der Wahl. Man könnte nun versucht sein, es lapidar auszudrücken: „Einfach mal nix essen". Aber so einfach ist es nicht! Fasten ist nicht gleich Fasten: die einen essen rein gar nichts, die nächsten nehmen lediglich trockene Brötchen zu sich, wieder andere verzehren mantrasingend ausschließlich im Mondschein von den Bäumen gefallenes Gemüse. Komiker und -innen machen eine Saftfastenkur, bei der sie die besten Chancen haben, mehr (Frucht-)Zucker zu sich nehmen, als wenn sie normal weiteressen würden. Meint man es ernst, kann man auch, allerdings nur unter ärztlicher Aufsicht, wochenlang fasten, mit vorheriger Darmspülung oder ohne. Als wissenschaftlich gesichert dürfen inzwischen allerlei positive Effekte des Intervallfastens gelten. In jedem Fall werden die unterschiedlichen Fastenmethoden zunehmend unübersichtlicher. Welche derselben wem am meisten frommt, kommt denn auch auf die persönlichen Vorlieben und die Konstitution an. Drei Dinge sollte man dabei aber keinesfalls verlieren: Mut, Durchhaltevermögen – und Muskeln. Letzteres verhindert man z. B. durch die ausgeklügelte Zufuhr von Mineralien, Vitaminen und Aminosäuren, die unter Umständen sogar gegen Entgelt von entsprechenden Fachleuten gerne gereicht werden. Belohnt wird der/die Fastende am Ende nicht nur durch etwas weniger Gewicht, sondern auch durch mehr Klarheit im Kopf, durch den Stolz, etwas für sich getan zu haben, sowie gegebenenfalls (etwa nach dem sogenannten „Sportfasten") durch einen 15- bis 20- prozentigen Leistungszuwachs.

FASTEST KNOWN TIME (FKT)

s. *Bestzeit*

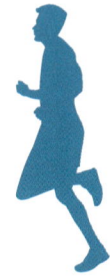

FASZIEN

Seit einiger Zeit ist in der allgemeinen Wahrnehmung das olle Bindegewebe quasi völlig in der Versenkung verschwunden. Faszien hingegen sind total in. Das ist deswegen bemerkenswert, weil es im Grunde keinen Unterschied zwischen Faszien und Bindegewebe gibt. Der veränderte Sprachgebrauch hat anscheinend auch die Forschung beflügelt, jedenfalls weiß man heute wesentlich mehr über das Bindegewebe als noch vor einigen Jahren. Hielten Mediziner es früher für irgendein funktionsloses weißliches Zeugs, das unter anderem um die Muskeln herum zu finden ist, aber bei Operationen beispielsweise eher störend im Weg herumliegt und mal eben so beiseite geräumt werden kann, so ist heute klar, dass sich in den Faszien nicht nur Nervenzellen und sogar Rezeptoren befinden, sondern dass sie auch selbst kontrahieren können, was wohl der Unterstützung bestimmter Muskelbewegungen dient. Die Funktion der Faszien geht also weit über die bloße Verbindung irgendwelcher Körperteile hinaus. Sind die Faszien nicht frei, sondern verklebt, können Bewegungseinschränkungen und Schmerzen die Folge sein. Durch diese Erkenntnis gehen der Fachwelt im Zusammenhang mit vielen bislang unverstandenen Schmerzzuständen nunmehr diverse Seifensieder auf, und dem Bindegewebe wird endlich jener Respekt entgegengebracht, der ihm schon lange gebührt. Verklebte Faszien lassen sich mittels *Faszientraining* wieder entwirren, ein unverzichtbares Utensil dabei ist die *Faszienrolle.*

FASZIENROLLE

In früheren Zeiten leitete der Satz „Ich geh jetzt auf die Rolle" in der Regel den Aufbruch zu einem feuchtfröhlichen Ausflug mit ungewissem Ausgang ein. Heutzutage aber zeugt „auf die Rolle gehen" häufig eher von dem Willen, eigenen Gebrechen per *Selbstmassage* zu Leibe zu rücken, und zwar mit Hilfe einer Faszienrolle. Auf ihr rollt man betroffene Extremitäten oder Körperregionen herum, um dortige Verklebungen zu lösen und die Faszien wieder geschmeidig zu machen. Handelte es sich anfangs um eine schnöde Hartschaumrolle mit glatter Oberfläche, so gibt es mittlerweile unzählige Oberflächenvarianten (genoppt, gefurcht, pyramidisiert usw.) in diversen Größen, Formen und Farben, teils auch vibratormäßig motorisiert. Den ungeheuren Siegeszug, den die Faszienrolle in letzter Zeit angetreten hat, dokumentiert wohl am besten der Umstand, dass sie es inzwischen auch ins feste Saison-Angebot aller bekannten Discounter geschafft hat. Dies sehr zurecht, denn die Behandlung mit der Rolle ist zwar schmerztechnisch bei der Ausübung nicht gerade ein Hochvergnügen, aber vor allem für LäuferInnen ausgesprochen effektiv und daher empfehlenswert. Dennoch: Obacht! Denn selbst mit einem so simplen Gerät lassen sich Beschwerden auch verschlimmern. Das Studium der Bedienungsanleitung mag sich seltsam anfühlen, lohnt sich aber.

FASZIEN TRAINING

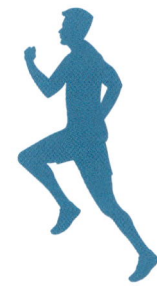

Das Training der Faszien dient, wenig verwunderlich, dazu, das Entstehen entsprechender Verklebungen und ähnlicher Unbilden zu verhindern und im Keim zu ersticken. Da neben Sitzenden auch LäuferInnen eine fatale Neigung zur Verkürzung und Steifheit zu haben, spricht durchaus alles dafür, dass insbesondere diese Klientel sich gefälligst eines solchen Trainings über Gebühr befleißigt. Dazu braucht es erfreulicherweise nicht viel. Neben Übungen unter Zuhilfenahme diverser Gerätschaften (Rollen, Bälle) kommen etwa Sprung- und Pilatesübungen sowie Massage- und Akupressurtechniken zur Anwendung. Das Internet quillt mittlerweile über von Anleitungen für Faszientrainings. Damit lässt sich im Übrigen selbst das Binge-Watching einer unterirdischen Fernsehserie unversehens in eine lohnende Veranstaltung verwandeln. Denn wer sagt denn, das man dabei wie ein Ölgötze still sitzen muss?

FERSENSPORN

Oft, aber leider falsch auch als *Plantarfasziitis* bezeichnet, ist der Fersensporn zunächst nichts weiter als eine spornartige Kalkablagerung unter der Ferse und in einem entsprechenden Röntgenbild, je nach Größe, prima zu erkennen. Ursache für diesen nahen Verwandten des gewöhnlichen Kesselsteins kann schlicht das abgesackte Längsgewölbe eines Fußes sein, ein Defekt, der dafür sorgt, dass quasi permanent an den Ansätzen der Sehnen am Fersenbein gezerrt wird. Das bloße Vorhandensein eines Fersensporns ist aber keine Krankheit, sondern ganz normal, und obwohl die Annahme auf der Hand zu liegen scheint, dass er die Ursache für Schmerzen im Fersenbereich ist, trifft sie doch nicht zwangsläufig zu, denn manche Menschen haben einen sehr ausgeprägten Sporn, aber keinerlei Schmerzen, wohingegen manch böse Gepeinigte nur einen lächerlich kleinen oder gar keinen Fersensporn ihr eigen nennen. Trotzdem ist die Gleichung „Plantarfasziitis = Fersensporn" in vielen Köpfen scheinbar unausrottbar verdrahtet. Von orthopädischer Seite kann das zu den abenteuerlichsten Behandlungsempfehlungen führen. Hier reicht die Bandbreite von Stoßwellentherapie über Einlagen mit Loch und punktuelle Röntgenbestrahlungen bis hin zur operativen Abhobelung des unter Umständen vollkommen unschuldigen Sporns. Gipfel der vorgeschlagenen Maßnahmen kann die irreversible Durchtrennung der beteiligten Nerven im Fuß sein, denn dann spürt man die Schmerzen wenigstens nicht mehr. All das, wohlgemerkt, obwohl der Fersensporn, etwa für besagte schmerzhafte Plantarfasziitis eben gar nicht ursächlich ist. Wundersamerweise erfordern diese Methoden, die nur teilweise von der Krankenkasse des Vertrauens übernommen werden, eine gehörige finanzielle Beteiligung des oder der Leidenden. Honi soit qui mal y pense... Bei Fersenschmerzen von daher: Vgl. unbedingt *Plantarfasziitis!*

FETTVERBRENNUNG

Die Entleerung von Körperfettzellen infolge sportlicher Betätigung wird oft salopp als Fettverbrennung (neudeutsch: Fatburning) bezeichnet. So weit, so unscharf. Denn die damit verbundene Annahme, dass die Fettzellen verbrennen und damit dann auch tatsächlich vollkommen verschwinden, ist leider irrig. Fatalerweise bleibt die Anzahl der Fettzellen bei Erwachsenen nämlich immer gleich, die Dinger ändern bloß ihr Volumen. Wenn man also außerhalb des Sports frisst wie ein Scheunendrescher, sich gar nicht bewegt oder ganz generell nicht aufpasst wie ein Schießhund, dann werden die Fettzellen schlicht wieder fetter. Und sollten Fettzellen doch aufgrund irgendwelcher Umstände absterben, dann tritt die sogenannte „Zellmauserung" ein. Das klingt zwar recht niedlich, bedeutet aber nichts weniger, als dass der Körper kurzerhand die abhanden gekommenen Fettzellen durch neue ersetzt. Und da helfen nach aktuellen Erkenntnissen auch keine „fettschmelzenden" Prozeduren, die meist irgendetwas mit „Lipolyse" heißen und in aller Regel eher Geld als Fett wegschmelzen – das dann allerdings durchaus dauerhaft. Neben vielen damit verbundenen Mythen sind die zwei wohl hartnäckigsten, dass die sogenannte Fettverbrennung erst nach ca. einer halben Stunde Bewegung in Gang kommt und dass man bei moderatem Laufen mehr Fett vernichtet, als bei schnellem Laufen. Das stimmt so nicht. Die guten Nachrichten: Sobald man sich sportlich bewegt, beginnt die Fettverbrennung – aber richtig in Schwung ist sie tatsächlich erst nach 20 bis 30 Minuten. Und was die Geschwindigkeit angeht: Je schneller man rennt, umso mehr Energie wird logischerweise verbraucht und entsprechend viel Fett wird dabei in Mitleidenschaft gezogen. Blöd allerdings: Je untrainierter man ist, umso schlechter funktioniert der Fettabbau. Anders gesagt: Gut ausdauertrainierte LäuferInnen vernichten bei höherem Tempo weitaus mehr Fett, als schlecht Trainierte bei langsamem Tempo. Das ist bitter.

FIEBRIGER
INFEKT

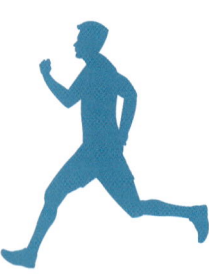

Fans von langanhaltenden Beschwerden teils lebensgefährlicher Art, verkappte Suizidale, „echte Männer", die sich von ihrem Körper nicht vorschreiben lassen wollen, was sie zu tun haben, oder sonstige Verrückte beiderlei Geschlechts mögen Gefallen daran finden, sich bei einem viralen Infekt irgendwie sportlich auszupowern. Wer hingegen seine Sinne beisammen hat, lässt so etwas bleiben – auch bei bakteriellen Infektionen! Denn: Ein Infekt ist alles andere als ein Pappenstiel, besonders dann, wenn er mit Fieber einhergeht. ExpertInnen mögen unterschiedlicher Meinung darüber sein, ob es z. B. bei einem leichten Schnüpfchen gestattet ist, moderat zu laufen oder nicht. Einig sind sich alle Fachleute aber in jedem Fall darin, dass eine Herzmuskelentzündung (Myokarditis) eine ausgesprochen wenig wünschenswerte Erkrankung ist, da sie auch gelegentlich in jungen Jahren mit einem tödlichen Verlauf eine leider sehr nachhaltige Wirkung erzielt. Und sportliche Anstrengung bei einem Infekt darf geradezu als Einladung an den Herzmuskel verstanden werden, sich zu entzünden, schließlich ist das Immunsystem eh schon im Keller. Kurzum und auch wenn's noch so schwerfällt: Infekt = *Pause*!!!

FRAU MIT
DEM HAMMER

Gelegentlich aus Paritätsgründen in unerreicht ly-
risch-metaphorischer De-
likatesse auch als „Mann
mit dem Hammer" bezeichnetes Phänomen, das
jenen plötzlichen Leistungsabfall meint, der sich
häufig infolge geleerter Glykogenspeicher einstellt.
Wofern es zuvor mit dem Carboloading nicht recht
geklappt hat und Gels und ähnlichem auch unterwegs nicht in ausreichendem Maße zugesprochen
wurde, können MarathonläuferInnen ungefähr ab
Kilometer 30 relativ sicher mit dieser wenig schönen Erfahrung rechnen. Infolge Kohlen-
hydratmangels stellt der Körper dann nämlich auf die energiefressende sogenannte
Fettverbrennung um, was die Muskulatur
nicht unbedingt goutiert. In der Regel
hilft an diesem Punkt nur noch
Spazierengehen nebst Zufuhr von

etwas ungesundem Zuckerhaltigen – und die Hoffnung, dass es danach wieder läuft.

FRAUENLAUF

Wie der Name den Scharfsinnigen bereits verrät, sind beim Frauenlauf ausschließlich Angehörige des weiblichen Geschlechts zugelassen. Aber auch viele Männer unterstützen diese Wettkampfform vehement, da sie während solcher Läufe von ihren Gattinnen in Ruhe gelassen werden, gleichzeitig ungehindert den anderen spärlich bekleideten Läuferinnen hinterher gaffen und unqualifizierte Kommentare abgeben können. Nicht nur von daher erfreut sich der Frauenlauf zunehmender Beliebtheit, ob in Bottrop, München, Korschenbroich oder Zittau. (vgl. *Bambini-Lauf*)

FUSSPILZ

Neben einem möglicherweise vorhandenen Hund dürfte der Fußpilz unangefochten als der treueste Freund des Läufers gelten. In der Regel gilt für ihn: War er einmal da, kommt er immer gerne wieder, denn im Gegensatz zum Läufer schätzt der Fußpilz das feucht-mümpflige Milieu im Laufschuh ungemein. Während allerlei Apothekenumschauen nicht müde werden, Cremes und Salben zur Ausrottung des Pilzes anzuempfehlen, werden vor allem die Redaktionen von Frauenzeitschriften nicht müde, immer wieder auf die immer gleichen fantastischen Hausmittel hinzuweisen, die es auf die betroffenen Füße in dieser oder jener Form zu applizieren gilt. Beliebt sind etwa Teebaumöl, Apfelessig (kein Balsamico!), Natronlauge, Kokosöl und weitere Nahrungsmittel. Tatsächlich können sich bei konsequenter täglicher zwei- bis viermaliger Anwendung solcher Mittel über mehrere Jahre hinweg eventuell Ergebnisse einstellen, die einem Schwund des

Fußpilzes nahekommen. Allerdings muss man die entsprechende Behandlung dann auch bis ans eigene Lebensende fortsetzen, da ein fröhliches Wiederaufflammen des Pilzes ansonsten wahrscheinlich bis quasi gesichert ist. Übrigens wird von ganz Hartgesottenen und -innen auch eine Tinktur aus Urin goutiert, in Reinform oder als Mixtur mit was auch immer, wobei in manchen Erfolgsfällen mutmaßlich der Harnstoff seine Wirkung tut. Genau weiß man das aber nicht, und wissenschaftlich erforscht ist das Thema ebenfalls nicht, denn mit Urin ist schließlich kein Geld zu verdienen. Möglicherweise ist es einfacher, es mit dem Gesangsduo Schobert & Black zu halten, die bereits in den 70ern sangen: „Und das ist mein Fußpilz / Er ist meine Zier. / Und das ist mein Fußpilz / Er bleibet bei mir!"

Es ist nicht von Bedeutung,
wie langsam du läufst, solange du nicht
stehen bleibst.

Konfuzius

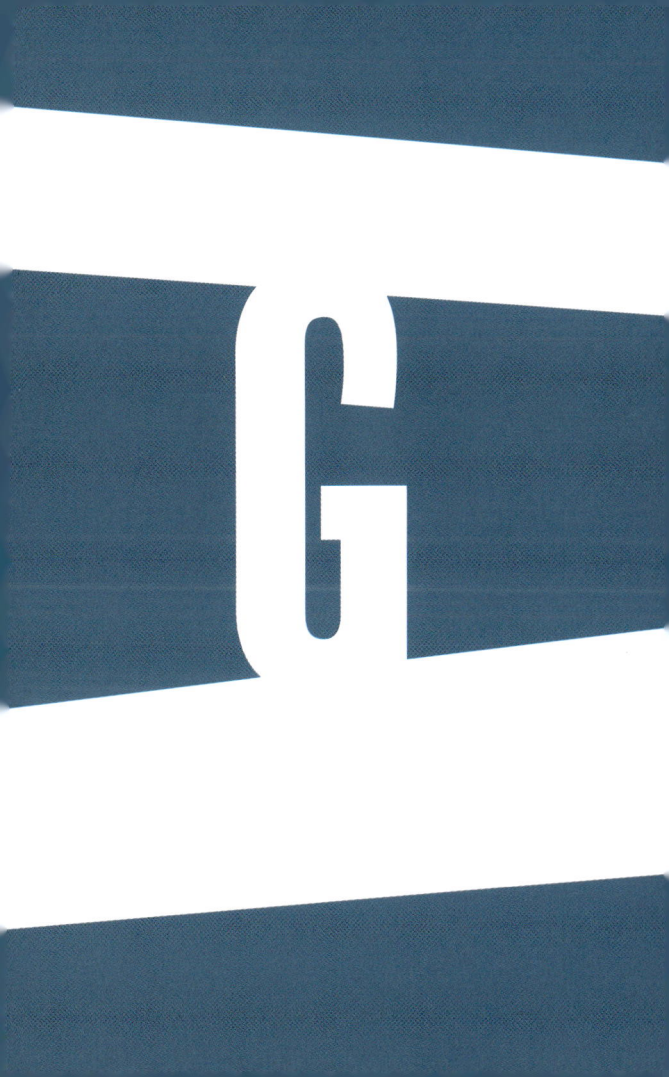

GEH
PAUSE

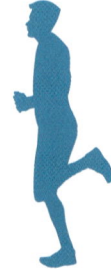

Vernünftig eingesetzt, ist die Gehpause alles andere als eine Pause. (Man halte kurz inne und vergegenwärtige sich, dass die schnellsten Geher für 50 Kilometer weit weniger als 4 Stunden benötigen. Um genau zu sein: Der Weltrekord über 50 Kilometer Gehen beträgt bei Abfassung dieses Beitrags 3:32:33 h). Vor allem bei Ultraläufen jenseits der 50K ist häufig zu beobachten, dass Teilnehmer durchaus regelmäßig und nach Plan zwischen Gehen und Laufen wechseln. Sofern man dabei nicht in einen schlappen Samstagnachmittag-in-der-Fußgängerzone-Schritt verfällt, sondern Arme und Hüften ordentlich einsetzt, kann es durchaus passieren, dass man langsame Läufer überholt, die noch nicht gemerkt haben, dass sie gehend wahrscheinlich schneller wären. Zugegebenermaßen sieht diese Form der Fortbewegung – vor allem wegen des unweigerlich damit einhergehenden permanenten Hüftschwungs – eher lächerlich aus. Es bedarf also eines gewissen Stoizismus z. B. gegenüber einer etwaig unverhohlen feixenden und johlenden Zuschauerschaft. Der nicht zu unterschätzende Vorteil dieser Art zu Gehen allerdings ist die entspannende Wirkung auf große Teile der

Muskulatur, besonders des Oberkörpers und Nackens, die beim normalen Laufen ja eher eine gewisse Statik aufweist und nach mehreren Stunden am Stück nicht selten schmerzt. Die wohlige Relaxierung dieser Bereiche, die hierbei einsetzt, überwiegt etwaige feixende Schmähungen bei Weitem und macht jede Art von Bejohlungen erträglich. Absolut unabdingbar ist allerdings vorheriges entsprechendes Training, denn die bei derart ambitioniertem Gehen beanspruchten Muskeln und Bänder sind teilweise sehr andere als jene, die sonst beim Laufen zur Anwendung kommen. Ist dieses Material nicht trainiert, wird aus der Gehpause schnell ein ungelenkes Watscheln bar jeder Ästhetik, dafür aber mit Schmerzen.

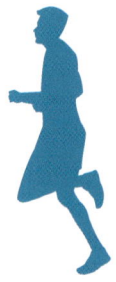

GELS

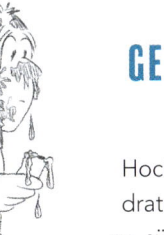

Hochenergetische, kohlenhydratreiche, in der Regel viel zu süße Schlabber in oft unsäglichen Geschmacksrichtungen (Passionsfrucht + Mango + Tomate + Natrium), die sich in kleinen wabbeligen Tütchen aus nahezu unzerstörbarem Material befinden. Sie werden bei Marathons, Triathlons und sonstigen Langstrecken von nicht Wenigen für unverzichtbar gehalten und sind für die konzentrierte Energiezufuhr einigermaßen praktisch, sofern man sie denn runterbringt. Allerdings laufen AthletInnen, die den Umgang mit Gels vor dem Wettkampf nicht eigens geübt haben, Gefahr, auf verschiedene Weisen für diese Lässlichkeit zu büßen, etwa in Form von Plümeranz, Flatulenz, Magenkrämpfen oder völliger Geschmacksnervenverirrung. All diese Erscheinungen – vielleicht abgesehen vom Geschmack – haben das Zeug, das Ende eines Wettkampfs schneller einzuläuten, als einem lieb ist, und dieses Ende ist meistens nicht die Ziellinie. Sofern der Öffnungsvorgang ein irgendwie unsachgemäßer war oder mit zu viel Druck erfolgte, sind heftig verklebte Hände und Extremitäten fürderhin treue Begleiter auf dem Rest der Strecke. Für Läufer ist vor allem dann Vorsicht geboten, wenn Gels während eines Wettkampfs an Verpflegungsstellen gereicht wurden, denn der Glitschfaktor fallengelassener und nicht vollständig geleerter Geltütchen ist beim Drauftreten ein erstaunlich hoher und steht einer Bananenschale in nichts nach.

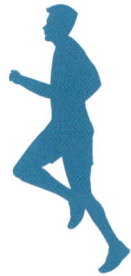

GESCHWINDIG
KEIT

s. *Lauftempo*

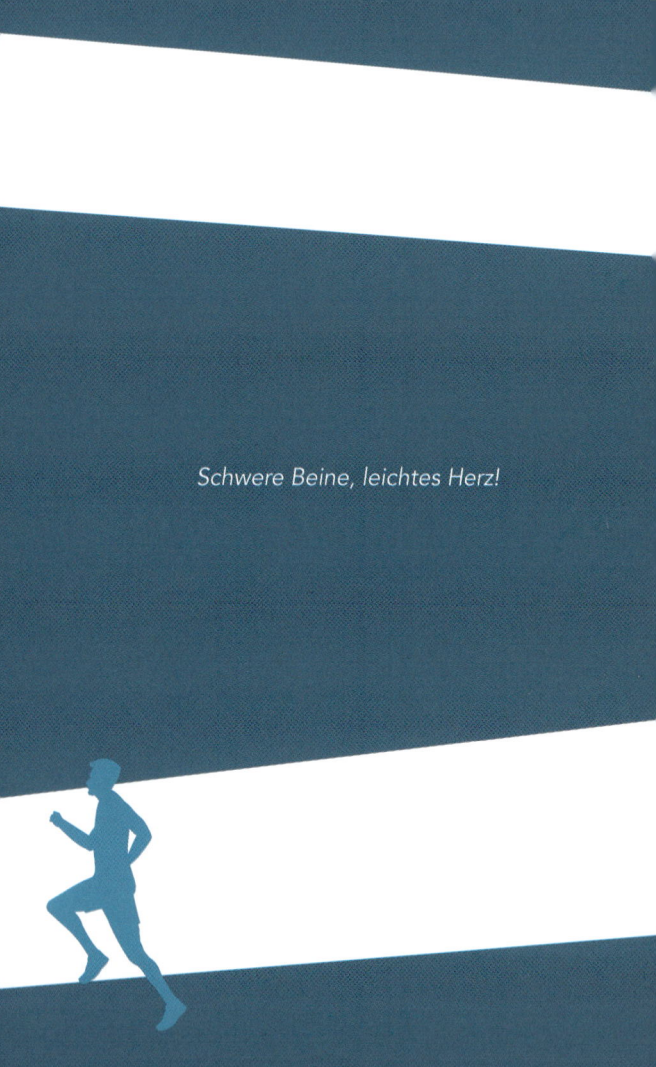

Schwere Beine, leichtes Herz!

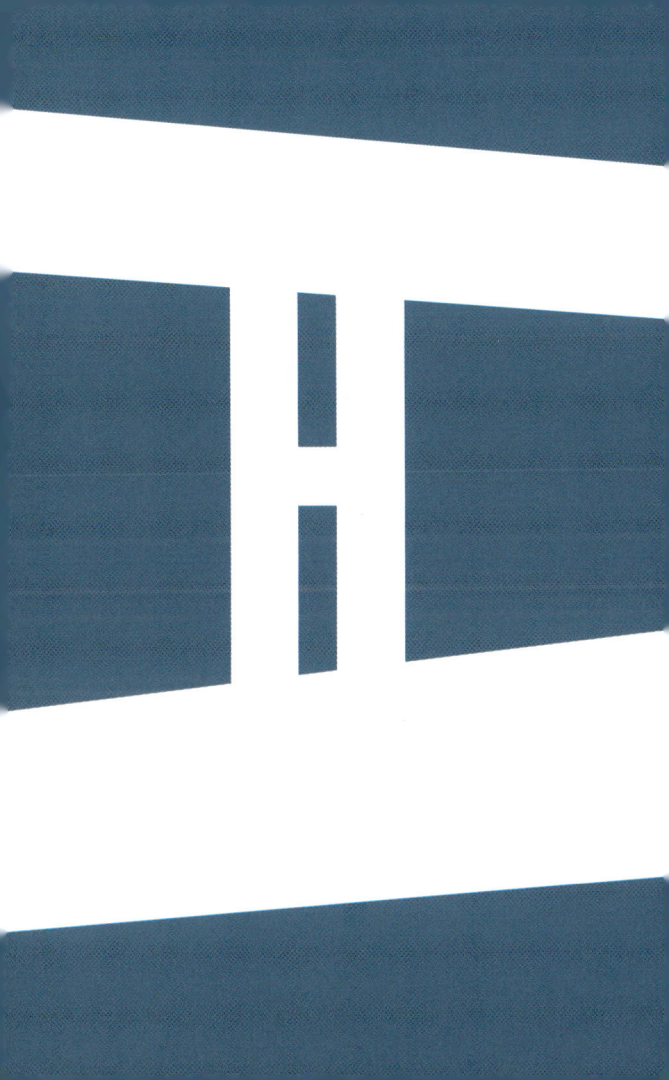

HAMMER

Im Laufsport kommt der Hammer am häufigsten in Verbindung mit einem Mann, nämlich dem „Mann mit dem Hammer", bzw. neuerdings aus Paritätsgründen auch mit dem weiblichen Geschlecht als *Frau mit dem Hammer"* vor. Umgangssprachlich ist gelegentlich auch von „hammermäßigen Steigungen" oder ebensolchen Abstiegen die Rede, beim Berglauf oft auch von einer „Hammer-Aussicht". Schließlich kann es nicht nur beim Berlin-Marathon passieren, dass die letzten Läufer mit einem lapidar hingemurmelten „Hammernichmehr" am letzten Verpflegungspunkt und/oder im Ziel auf den unseligen Umstand hingewiesen werden, dass die Veranstalter falsch geplant haben und bereits alle Bananen von den schnelleren LäuferInnen verzehrt wurden.

HARNSTOFF

Wird in der Leber produziert, im Normalfall urinös abgesondert, und ist gar nicht so unappetitlich, wie er klingt, sondern je nach Gusto sogar recht vielseitig einsetzbar. Laufende DieselfahrerInnen etwa können ihn nicht nur in ihren Tank kippen und damit die Abgase ihres Stinkers manipulieren (sofern er überhaupt noch fahren darf). Getarnt als „Urea" kann man Harnstoff auch in Form einer Salbe im Gesicht anbringen, um dortselbst etwa ausladendere Augenringe zu bekämpfen, und in größeren Mengen lässt sich damit auch der Acker düngen, wenn man denn einen hat. Am interessantesten ist allerdings – jedenfalls im sportlichen Profibereich – die Messung des körpereigenen Harnstoffs, und zwar zur Trainingssteuerung, denn die Konzentration steigt bei längerer intensiver Belastung an und zeigt somit recht verlässlich, wann es zu viel des Guten bzw. Schluss mit lustig ist und die Belastung gefälligst reduziert werden sollte. (s. auch *Urin*)

HASE

Als Hasen werden jene MitläuferInnen bezeichnet, die gelegentlich bei längeren Läufen oder Rekordversuchen für gar nicht wenig Geld angemietet werden, um vor solchen Favoriten einherzulaufen, die sich nicht zutrauen, ihr Tempo alleine ordentlich zu halten. Weniger blumig spricht man auch von Tempomachern, SchrittmacherInnen, Pacemakern oder, wenn es ganz kurios wird, von Bremsläufern. Bei laufenden Hasen geht es logischerweise weniger um Puscheligkeit oder Zartheit des Filets, sondern um Geschwindigkeit. Große Ohren sind wegen mangelhafter Windschnittigkeit daher ebenso von Nachteil wie ein ausladender Schnurrbart oder ein hoppelnder Laufstil. Im Übrigen wird von Hasen erwartet, dass sie nicht die komplette Strecke mitlaufen, sondern sich nach einer zuvor verabredeten Distanz gefälligst verpfeifen, um dem eigentlichen Star, dem sie Tempo und Windschatten gespendet haben, Platz zu machen, auf dass er hasenlos in seinem eigenen Glorienschein allein ins Ziel einlaufen möge. Eher unbeliebt machen sich daher jene Hasen, die unterwegs vergessen, dass sie eigentlich aufhören sollten, und deswegen noch vor dem eigentlich zu Behasenden das Ziel erreichen. Der Job des Hasen ist damit einer der ganz wenigen, bei dem zu großer Erfolg die umgehende Kündigung nach sich zieht.

HERZMUSKEL ENTZÜNDUNG

s. *Fiebriger Infekt*

HERZ STOLPERN

s. Extrasystolen

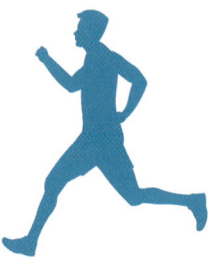

HINDERNISLAUF

Der klassische Hindernislauf findet in einem stink-normalen Stadion statt, geht über 3000 Meter, und besticht durch 5 zu überspringende Hindernisse auf der Bahn, von denen eines immerhin durch einen erfrischenden Wassergraben aufgewertet wird. Ob-wohl es immer wieder AthletInnen versuchen, lädt dieser Graben nicht wirklich zum Schwimmen ein, ist er doch an der tiefsten Stelle nur maximal 70 Zentimeter tief und flacht dann auch noch ab. So weit, so gewöhnlich. Doch für eine gar nicht mal so kleine Gruppe von Menschen scheint diesem klassi-schen Lauf – und gar dem „normalen" Laufen – eine geradezu überbordende Tristheit innezu-wohnen. Anders ist das stetig boomende Angebot an Hindernisläufen, Adventure Runs, Spartan Expe-riences, Tough Schlabbers, Hell of Irgendwas, Strong Sowiesos und wie sie alle heißen, nicht zu erklären. Hat man Freude daran, sich auf dem Weg zum Ziel im Schlamm zu suhlen, über Hindernisse zu jumpen, sich irgendwo entlang zu hangeln, bäuchlings längsseits zu krabbeln, sich an Lianenimitaten aus Plastik über schmoddergefüllte Kanäle zu schwingen und Ähnliches zu tun, so ist man hier goldrichtig. Für Abwechslung sorgen beim Hindernislauf im Übrigen auch die häufig davongetragenen Verletzungen, die ebenso divers sind wie die angebotenen Hindernisse: Schürfwunden, Gehirnerschütterungen, gebrochene Gliedmaßen, Schnitt- und Platzwunden gehören hier ins Repertoire, werden aber gerne in Kauf genommen, legen sie doch immerhin beredte Zeugnisse von den vollbrachten Heldentaten ab. Und selbst gebrochene Nasenbeine, verursacht etwa durch Tritte der Vordermänner beim Überklettern irgendeiner hölzernen Barrikade, werden in der Glorie der Erinnerung zum Ausweis jenes famosen Gemeinschaftserlebnisses, das Männlein wie Weiblein beim Hindernislauf auf das Schönste vereint – koste es, was es wolle. (s. auch *Pussy Lane*)

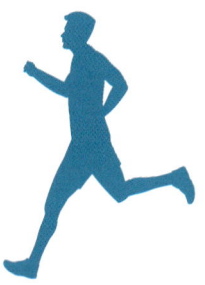

HODOMETER

Schon in der Antike interessierte man sich für Entfernungen, denn die Länge des Wegs zum nächsten Schlachtfeld oder zur nächsten öffentlichen Kloake entschied nicht selten über Wohl und Wehe dessen, der ihn zurückzulegen gezwungen war, weshalb man verständlicherweise gerne wissen wollte, worauf man sich einließ. Bereits zu dieser Zeit erfanden findige IngenieurInnen daher Hodometer, also Wegmesser, mit deren Hilfe schon damals beliebige Entfernungen erstaunlich genau gemessen wurden. Heutigen LäuferInnen begegnen Hodometer bei *Stundenläufen*, sofern sie sich nicht auf ihrer letzten Runde vorsätzlich hinter der Ziellinie zusammengerottet haben, um dort gemächlich auf den Schlusspfiff zu warten. Wen der Schluss eines solchen Laufs mitten auf der Runde erwischt, der muss notgedrungen warten, bis die Rundenmesser mit dem Hodometer heranrollen und ihn durch das offizielle Notat seiner zurückgelegten Restmeter erlösen.

HUNDE

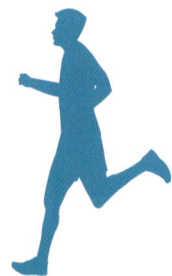

Sie mögen für manche der beste Freund des Menschen sein, für das Gros der Läufer sind sie zuvorderst unerzogene Kackmaschinen mit zu vielen Zähnen, die allein durch ihr freilaufendes Auftauchen den Pulsdurchschnitt schwer reversibel durcheinanderbringen können. Selbstverständlich liegt das weniger an den Tieren, als vielmehr an jenen asozial-indolenten „Der will nur spielen"-Haltern, die zu dumm sind, ihre vierschrötigen Köter an die Leine zu nehmen und ihre erbärmlichen Hinterlassenschaften fachgerecht zu entsorgen. Nicht alle Hundehalter sind so, aber es sind immer noch eindeutig zu viele. Die gute Nachricht: Die meisten dieser Viecher haben Angst vor Läufern. Die beste Art des Umgangs mit ihnen ist daher schlichte Ignoranz durch Halten des Tempos, Konzentration auf die Laufstrecke, ruhiges Weiterführen der angeregten Konversation mit dem Laufpartner oder der Laufpartnerin. Normale Hunde sind im Stillen nämlich froh, sich hier nicht weiter engagieren zu müssen, und kümmern sich sowieso lieber um ihre vorbeihechelnden Kollegen. Gerät man allerdings an eines jener zähnefletschenden Monster, denen ihre Besitzer die natürlichen Instinkte derart abtrainiert haben, dass sie nicht mehr wissen, wie viel Angst sie eigentlich vor Läufern haben, taugt Ignorieren nur bedingt. Hier hilft aber in aller Regel eine Verlangsamung des Tempos, gutes Zureden ggf. unter Zuhilfenahme einer ordentlichen Portion Pfefferspray und eines gezielten Tritts – sowie ein großes Quäntchen Glück.

HUNGERAST

Eine nicht nur bei Anfängern und -innen verbreitete Form, sich den Ast abzusägen, auf dem man sitzt, während man läuft, ist das billigende Inkaufnehmen des sogenannten Hungerasts infolge mangelnder Weitsicht, was die ausreichende und rechtzeitige Kohlenhydrataufnahme betrifft. Salopp auch „Mann mit dem Hammer" (bzw. mindestens beim -> *Frauenlauf* selbstverständlich „*Frau mit dem Hammer*") genannt, darf man sich den jähen Effekt des Hungerasts ähnlich vorstellen wie denjenigen eines plötzlich auftauchenden, tief-hängenden Geästs bei einem Ritt durch den Wald auf einem Wallach, der angesichts einer rossigen Stute vergessen hat, dass er einer ist. Beim Marathon gerne ab Kilometer 30 auftretend, erfreut sich diese Form des Glukosemangels nachhaltiger Unbeliebtheit. Hängt der Blutzuckerspiegel erst einmal in etwa so tief wie das bereits erwähnte Geäst, stellen sich schlagartig schwere Beine und generelles körperliches Missempfinden ein sowie die Frage, warum man sich den Quatsch eigentlich antut. Im Grunde handelt es sich hierbei lediglich um die körperinterne Umstellung von Kohlenhydrat-verwurstung auf Fettverbrennung. Aber wer schon einmal versucht hat, Körperfett loszuwerden, weiß, dass das nur sehr langsam vonstatten geht. Und diese Langsamkeit verästelt sich hier quasi mitleidlos im ganzen Körper. Einmal erwischt, hilft allenfalls noch die sofortige Zufuhr von allerlei zuckrigem Teufelszeug *(vgl. Gels)*, um wieder einigermaßen auf die Spur zu kommen. Möglich ist natürlich auch: hinsetzen, ausruhen und den „Mann mit dem Hammer" schlicht einen guten Mann sein lassen.

Ich laufe vor nichts weg.
Im Gegenteil: Wenn ich laufe, komme ich
erst richtig zu mir.

INTERVALL
FASTEN

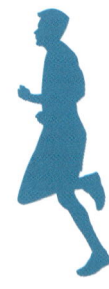

Das Thema Fasten ist, wie oben bereits angemerkt, seit einigen Jahren sozusagen wieder in aller Munde, nachdem diese jahrhundertealte Kulturtechnik aus medizinischer Sicht weitgehend der Vergessenheit preisgegeben wurde, da sich damit nur schlecht Geld verdienen lässt – von einigen Kliniken, in denen man für sehr viel Geld wochenlang nichts zu essen bekommt, mal abgesehen. Vergleichsweise neu, aber erstaunlich effektiv, ist in diesem Zusammenhang das Intervallfasten (neudeutsch „Intermittent Fasting"), das in mehreren Ausprägungen erledigt werden kann. In der einfachsten Variante fastet man intervall, indem für 16 Stunden jegliche Aufnahme fester Nahrung unterbleibt (Kalorienlose Getränke wie Wasser, Tee oder schwarzer Kaffee sind selbstredend erlaubt). Wer also etwa abends um 18:00 Uhr den letzten Happen zu sich nimmt und dafür am nächsten Tag erst um 10:00 Uhr erneut der Nahrungsaufnahme frönt, hat es schon geschafft. Anfängliche Unwohlgefühle in Form von Hunger bleiben nach einer kurzen Eingewöhnungsphase aus, sodass man sich bald fragt, warum man es überhaupt jemals anders gehalten hat. Trotz des derart geringen Aufwandes sind die vielfach nachgewiesenen Effekte des Intervallfastens nichts weniger als famos: Fettabbau, Gewichtsverlust, Verbesserung der Blutwerte, Regeneration der Zellen, Entzündungshemmung, Risikominimierung für diverse Krankheiten u. Ä. – und das alles ohne schlechte Laune, da auf die Aufnahme liebgewordener Nahrungsmittel in den verbleibenden 8 Stunden ja keinesfalls verzichtet wird. Eine inzwischen häufiger anzutreffende Variante ist die sogenannte 5:2-Methode, bei der an zwei Wochentagen stark kalorienreduziert (500 – 600 Kalorien) gegessen, an fünf Tagen aber wie gewohnt reingehauen wird. Wobei es auch da sinnvollerweise Grenzen geben sollte, falls man sich im normalen Leben hauptsächlich von Dingen wie Eisbein, Kartoffelchips, Sahnetorten und Alkohol ernährt. (vgl. *Fasten*)

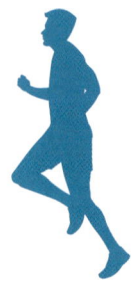

INVERSION

s. *Supination*

Es gibt einfach keine Art, schöner zu leiden, als durch Laufen!

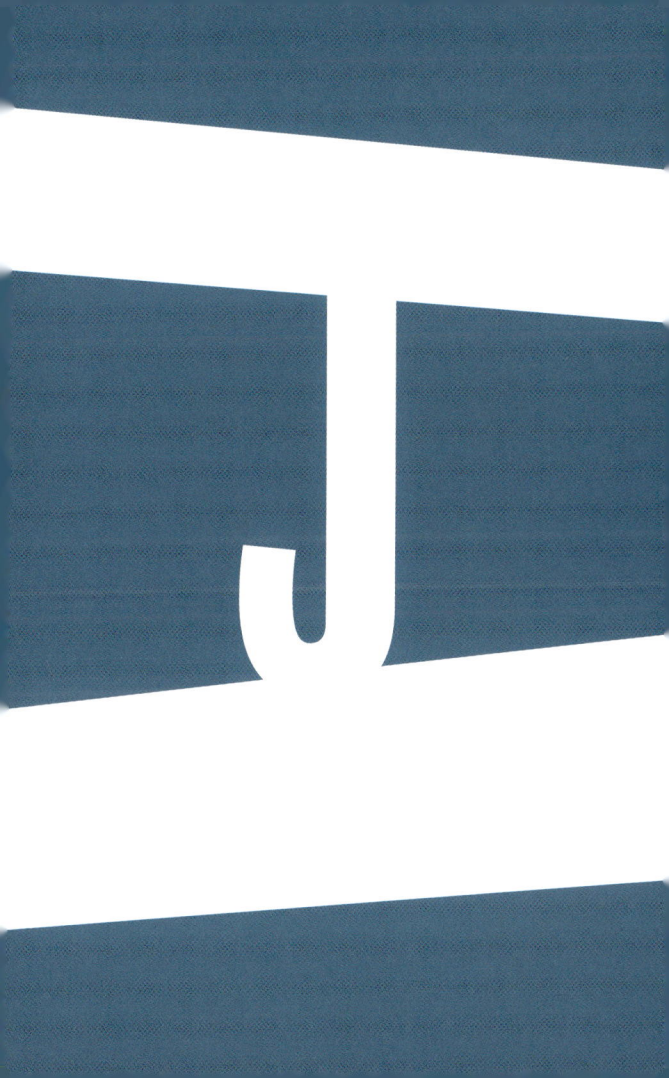

JO-JO-EFFEKT

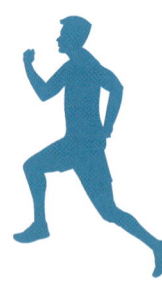

Wer, aus welchen Gründen auch immer, beispielsweise als angehender Sumo-Ringer, an Gewicht zulegen möchte, der/die tut gut daran, zunächst eine Diät zu machen. Am besten eignet sich dafür eine, die allein schon vom beteiligten Nahrungsangebot her garantiert nicht lange durchzuhalten ist, also etwa eine Zwiebel-Knoblauch-Ingwer-Pastinaken-Diät oder Ähnliches – es funktioniert aber auch mit so ziemlich jeder anderen Diät-Variante. In der Regel reichen zwei Wochen aus. Kehrt man nach einer solchen Tortur zu seinem vorher gewohnten Essverhalten zurück, ist die Zunahme mehrerer Kilos wegen des in diversen Studien erwiesenen Jo-Jo-Effekts garantiert. Die Chancen, anschließend vergleichsweise schnell noch mehr zu wiegen als vor Beginn der Diät, sind ausgesprochen groß, vor allem dann, wenn man sich möglichst wenig bewegt. Für LiebhaberInnen jeglicher Form adipösen Übergewichts garantieren mehrere Diäten pro Jahr maximalen Erfolg, sofern dazwischen immer wieder „normal" gegessen wird.

JOGGING

Es ist anzunehmen, dass William Bowerman nicht wusste, was er anrichten würde, als er das Buch „Jogging - A Medically Approved Physical Fitness Program for All Ages" schrieb. Bis dahin waren nur LeistungssportlerInnen im Training und ein paar Verrückte ziellos durch die Gegend gerannt. Nach Erscheinen des Buches im Jahr 1967 wuchs die Zahl der Verrückten rapide, was bis heute anhält. In deutschsprachigen Ländern herrscht inzwischen ein spezielles Verständnis von Joggen vor, hier drängen sich eher Assoziationen an Trimmtrab und Rekonvaleszenz auf, weswegen es bei vielen LäuferInnen total verpönt ist. Speziell bei echten Männern ist es als Fortbewegungsstil kaum noch anzutreffen, da unter ihrer Würde. Trotzdem sind männliche wie weibliche Vertreter des Joggings noch gelegentlich anzutreffen. Neben stilistischen Feinheiten wie leichtem Hüpfen bei gleichzeitig geringstmöglicher Anhebung der Füße, sehr langsamer

Fortbewegung bei stetigem Redefluss und gesteigertem Ruhebedürfnis nach spätestens 1,2 Kilometern sind JoggerInnen insbesondere an ihren Accessoires zweifelsfrei zu erkennen. Strassbesetzte Laufschuhe, beulige Laufhosen mit überdimensionierten Markenlogos, schweißfreie Laufkleidung vornehmlich italienischer Provenienz, perfektes Styling inklusive Eau de Toilette nebst mit Drei-Wetter-Taft oder Gel betonierten Frisuren sind hier keine Seltenheit. LäuferInnen, die versehentlich beim Überholen die Duftwolke einer Joggerin oder eines Joggers streifen, wissen anschließend zweifelsfrei, was Immanuel Kant mit dem Begriff „Nötigung zum Genusse" gemeint hat.

Lust verkürzt den Weg.

William Shakespeare

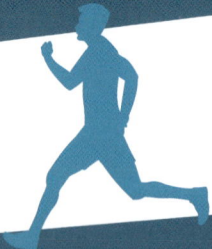

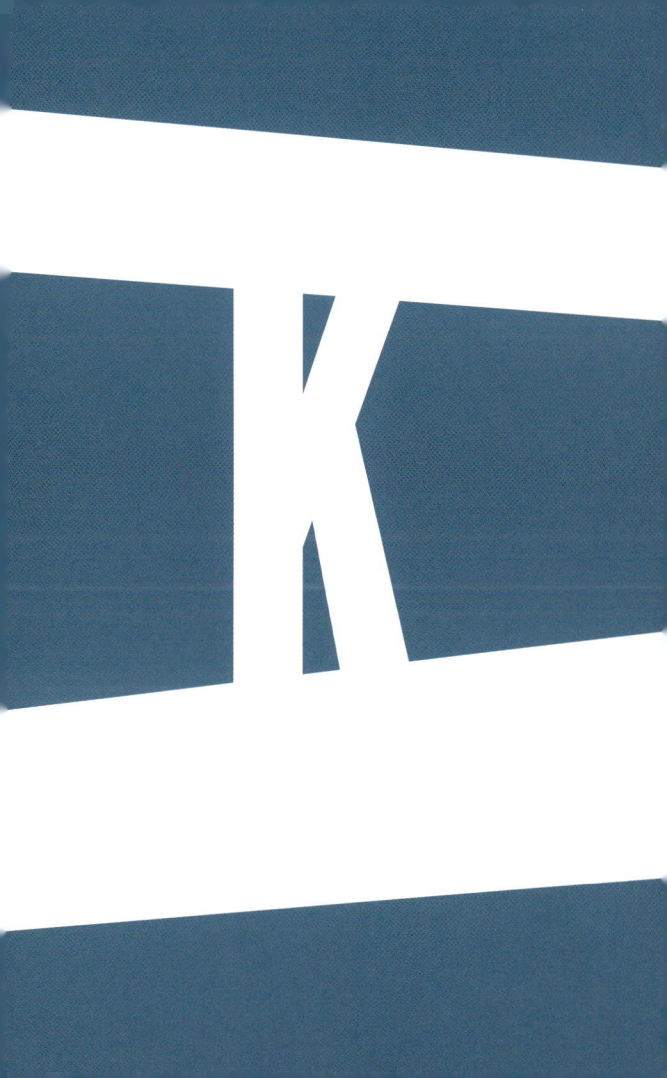

KINDER

s. *Bambinilauf*

KINDER WAGEN

s. *Baby-Jogger*

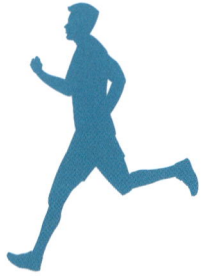

KLOPAPIER

Klopapier oder irgendetwas, das sich ggf. als Ersatz eignet, gehört definitiv zur Grundausstattung von LäuferInnen, und zwar keineswegs nur auf der Langstrecke. Die triste Erfahrung lehrt, dass man nur dadurch in die Lage versetzt wird, bei unversehenem menschlichen Rühren (vgl. *Peristaltik*) oder Schlimmerem (vgl. *Montezumas Rache*) der Lage einigermaßen Herr zu werden. Mögen auch Unmengen von Dixie-Klos eine Langstrecke säumen, im Falle des Falles ist das nächste infolge des Murphyschen Gesetzes garantiert voll bis zum Überlauf, wovon oft neben der Olfaktorik eine Armada leerer Papprollen beredtes Zeugnis ablegt – die entsprechend zu nutzen auch bei fortgeschrittenen Improvisationsfähigkeiten wenig Freude bereitet. Und erst recht, wenn man in freier Wildbahn läuft, liegt die Notwendigkeit von geeigneten Vorräten klar auf der Hand, möchte man nicht gezwungen sein, notfalls im Dickicht unschuldiges Blattwerk zu schänden – wobei man ja auch noch Gefahr läuft, dass sich derart missbrauchte Gewächse etwa mit mikroskopisch kleinen Flimmerhärchen oder der Absonderung ätzender Substanzen ebenso übel wie nachhaltig rächen. Tempo o. Ä. empfiehlt sich mithin auch für die Langsamsten.

KRAUTWICKEL

Oma und ihre Vorfahren wussten es selbstredend: Krautwickel sind keineswegs nur unter kulinarischen Gesichtspunkten, sondern auch unter gesundheitlichen Aspekten äußerst wohlwollend zu betrachten. Eine neuere klinische Studie der Uni Duisburg-Essen hat gezeigt, dass aus zuvor mit einem handelsüblichen Nudelholz gewalkten rohen Blättern des Weißkohls hergestellte Umschläge z. B. über Nacht positiv auf allerlei Schwellungen wirken. Sie sind gleichzeitig entzündungshemmend und erwiesenermaßen schmerzlindernd. Verantwortlich dafür sind offenbar sekundäre Pflanzenstoffe wie Flavonoide und Glycosinolate, die von Natur aus eigentlich dazu gedacht sind, Fressfeinde und Schädlinge abzuwehren bzw. freundliche Insekten anzulocken. Wie genau diese Stoffe es anstellen, diverse positive Effekte auf bestimmte Gebrechen zu haben, ist wissenschaftlich immer noch ungeklärt. Aber egal: Ob Milchstau, Knie-Arthrose, Achillodynie (s. *Achillessehne*) und Ähnliches, alles lässt sich ohne große Umstände verkohlen. Die Behandlung der Knie-Arthrose mit der oft als schnöde gescholtenen Sauerkraut-Vorstufe erwies sich sogar als effektiver als eine übliche Krankenhaus-Malträtierung. Wohl bekomm's.

*Lange Strecken bewältigt man eindeutig
mehr mit dem Kopf, als mit den Beinen.*

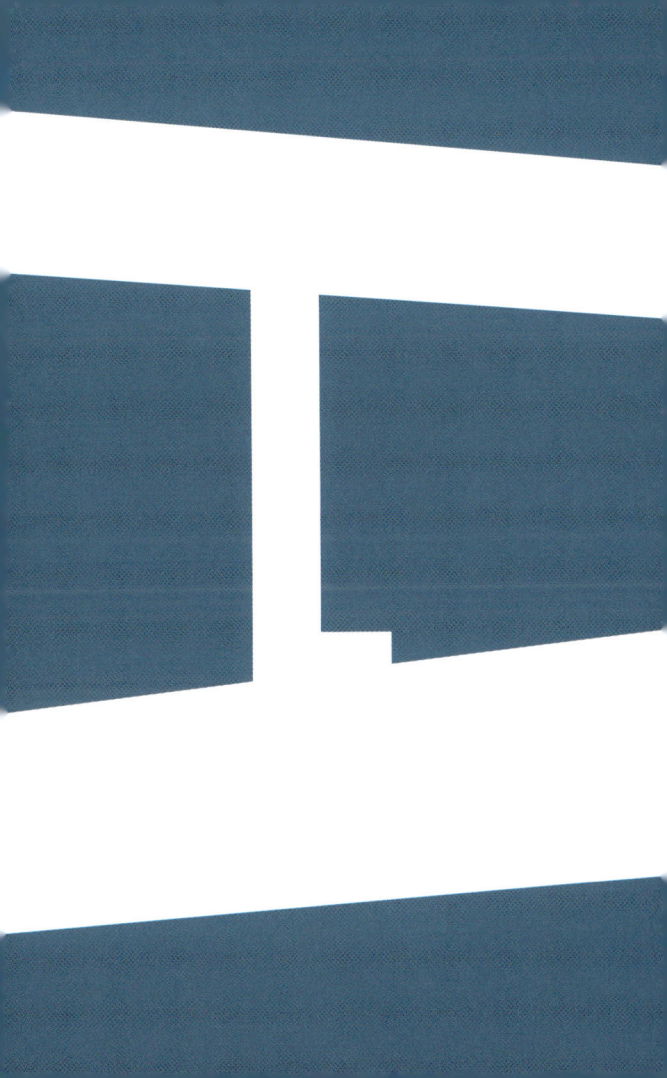

LAKTAT

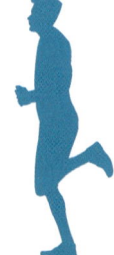

Hartnäckig hält sich das Gerücht, Laktat sei Milchsäure, die bei längerer Belastung irgendwie in die Muskeln schwappt, dort diverse Verheerungen anrichtet und als unausweichliche Folge entsetzlichen Muskelkater verursacht. Das stimmt so nicht. Erstens ist Laktat keine Milchsäure, sondern das Salz derselben, zweitens handelt es sich dabei um ein schnödes Abfallprodukt als Folge der Verwurstung von Glukose zum Zweck der Energiegewinnung, und drittens wirkt es nicht zwangsläufig verheerend. Unter Belastung wird Laktat nämlich nicht nur gebildet, sondern auch permanent abgebaut. Sofern sich das die Waage hält, nennt man diesen Zustand „steady state" und alles ist in schönster Ordnung. Verzwickt wird es lediglich dann, wenn man etwa bei zu langer Belastung auf hohem Niveau seinen Körper über die – individuell unterschiedlich gelagerte – *aerob-anaerobe Schwelle* wuchtet. Dann nämlich kriegt die Glukose bei der Verwertung quasi nicht genügend Luft (s. *Sauerstoff*), es wird schneller Laktat produziert, als es abgebaut werden kann, und man hat den Salat in Form von übersäuerten Muskeln. An diesem Punkt ist es dann Essig mit der Energiegewinnung. Das wirkt sich auf

die weitere Leistungserbringung absolut nicht
förderlich aus, was man etwa bei jedem Marathon
an den Schmerzverzerrten auf den letzten Kilometern bestens beobachten kann. Die gute Nachricht: Die Toleranz für erhöhtes Laktat lässt sich z. B.
durch beinhartes Intervalltraining erhöhen, wenn's
denn sein muss.

LAKTATMESSUNG

Will man wissen, wo die individuelle *aerob-anaerobe Schwelle* herumliegt, kommt man um eine
Laktatmessung nicht herum. In aller Regel wird
dazu ein Folterinstrument in Form eines Laufbandes
oder Fahrradergometers zu Hilfe genommen.
Während der Proband – verkabelt mit diversen Messelektroden und zunächst meist
vollkommen arglos – auf dem Gerät vor
sich hinläuft oder sich darauf abstrampelt,
erhöht eine hinterlistige Foltermagd o. Ä.

stufenweise die Intensität bzw. den Widerstand des Gerätes. Ein weiterer Beteiligter, der Blut sehen können muss und keinerlei Problem haben darf, seine Mitmenschen ruchlos zu malträtieren, piekst mit einem spitzen Gegenstand zwischen den Intensitätserhöhungen in ein Ohrläppchen oder in einen Finger der Testperson und fängt den zwangsläufig austretenden Lebenssaft auf. In diesem wird dann die Konzentration des Laktats gemessen und mit dem gemessenen Puls in Beziehung gesetzt. Jenseits von im Durchschnitt 4 mmol/l befindet sich der anaerobe Bereich, direkt darunter mithin der optimale Ausdauer-Trainingsbereich. Soweit jedenfalls die – nicht unumstrittene – Theorie. Denn wie in vielen Bereichen des Lebens gibt es auch hier Fachleute, die die Laktatkonzentration für gar nicht aussagekräftig halten und zu anderen Arten der Leistungsdiagnostik raten, etwa zur gänzlich unblutigen *Spiroergometrie*. Die ist nicht nur unumstritten, sondern sie erfreut sich insbesondere bei Blutern wesentlich höherer Beliebtheit, was nur zu verständlich ist.

LAUFEN IM SCHNEE

Grundsätzlich ist Laufen im Schnee eine ganz hervorragende Idee. Es kräftigt die beteiligte Muskulatur, sorgt für ungewohnte Belastungen des Körpers und ganz allgemein für Abwechslung im Laufalltag. Leider gibt es nicht zuletzt infolge des Klimawandels in vielen Regionen bekanntermaßen entweder gar keinen bzw. kaum noch Schnee oder aber gleich viel zu viel davon. Auch erklärte LiebhaberInnen des Schneelaufens sehen daher von dieser wundervollen Tätigkeit ab, wenn der Neuschnee beispielsweise die 50-Zentimeter-Marke geknackt hat, spätestens aber ab Lawinenwarnstufe 3. Gegen frischen Pulverschnee, der beim Laufen die Fesseln sanft umschmeichelt, ist nichts einzuwenden. Bei Bruchharsch sieht das aber schon ganz anders aus, und sich laufend durch knie- oder hüfthohe Schneeverwehungen zu kämpfen, ist letztlich doch nicht wirklich sinnvoll. Das möglicherweise als findig erachtete Ausweichen auf gespurte Langlaufloipen ist nicht zu empfehlen, da SkilangläuferInnen nur selten den derart zutage tretenden sportlichen Ehrgeiz zu schätzen wissen und mitunter entsprechend garstig auf die zwangsweise Beschädigung der Loipe reagieren. Ein Umstand, der noch dadurch besondere Brisanz gewinnt, dass diese Herrschaften mit Skistöcken bewaffnet sind, deren Spitzen mühelos auch teure Lauf-Funktionskleidung durchdringen können. Gegen den Umstieg vom Laufschuh auf den Langlaufski ist hingegen nicht nur nichts einzuwenden, er kann sogar LäuferInnen jedweder Couleur absolut bedenkenlos empfohlen werden – sofern sie über die dafür zweifelsohne notwendigen Skills verfügen. (Man erinnere sich in diesem Zusammenhang an Angela Merkel ...)

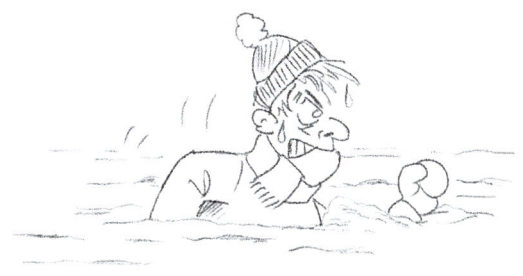

LÄUFER KNIE

s. *Runner's Knee*

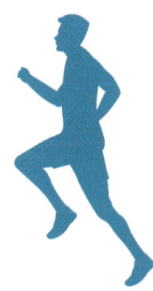

LAUFTEMPO

Einer der wichtigsten Faktoren für das Gelingen eines gediegenen Laufs. Das korrekte Lauftempo lässt sich mithilfe der Gesichtsfarbe oder eines Pulsmessers (s. *Pulsuhr*) ermitteln. Letzterem ist der Vorzug zu geben, da er bei richtiger Programmierung nicht nur über eindringlichere akustische Warnsignale verfügt, sondern auch für Alleinläufer wesentlich besser abzulesen ist. Zur Ermittlung des quasi ungefähr empfohlenen Pulses Pi mal Daumen existieren diverse Faustformeln. Speziell für Laufanfänger soll etwa gelten „220 minus Lebensalter", wobei besonders bei Männern zu beachten ist, dass hier das tatsächliche Lebensalter gemeint ist, nicht das gefühlte. Grundsätzlich gilt, dass man zu schnell läuft, wenn man sich nicht mehr unterhalten oder flüssige Selbstgespräche führen kann. Gerüchten zufolge wird daher in den USA bereits an einer Schnelllauf-Therapie gegen akute Anfälle von Logorrhöe geforscht.

LIBIDO

Läuferinnen und Läufer sind nicht selten schon aufgrund ihrer äußeren Erscheinung Objekte erotischen Verlangens, jedenfalls, wenn man sie bei sommerlichen Temperaturen antrifft. Sofern es sich um Exemplare handelt, die regelmäßig die Beine in die Hand nehmen und sich einigermaßen vernünftig ernähren, ist unerotisches Herumgeschwabbel kein Thema bzw. gehört je nach persönlicher Ausgangslage der Vergangenheit an. Es werden aber beileibe nicht nur ZuschauerInnen von solchen Anfällen libidinöser Begehrlichkeiten ereilt, sondern auch Läufer und Läuferinnen selbst, denn auch Laufen kann sich nicht unerheblich auf deren eigene Libido auswirken. Das Zauberwort dabei lautet „moderat". Moderate Läufchen steigern erwiesenermaßen nicht nur bei Männern, sondern auch bei Frauen die Produktion des Sexualhormons Testosteron, was sich höchst segensreich auf das sexuelle Verlangen der Betroffenen auswirken kann. Kenner und -innen tun daher gut daran, nach einer Laufeinheit mit dem/der derzeitigen Lebensabschnittspartner/-in einen zeitlichen Puffer einzuplanen für den Fall, dass das zuvor erlaufene Verlangen überhandnimmt, kaum, dass man sich der Laufklamotten entledigt hat. Wer allerdings Stunden um Stunden auf der Laufstrecke zubringt, erfährt leider das genaue Gegenteil. Mehrstündige Ultraläufe, Wettkämpfe oder Trainingseinheiten führen nämlich zur Senkung des Testosteronspiegels und damit zur öden Dämpfung jedweder sexuellen Appetenz. Die Frage ist natürlich, ob nach derartigen Unternehmungen überhaupt noch irgendjemand Lust hat, sich auch nur annähernd erotoman zu betätigen. Die Gefahr, mitten im Verlauf eines Schäferstündchens, das sich beispielsweise an einen Wettkampf anschließt, auf dem Partner oder der Partnerin wegzuschlafen, ist keine geringe, und eine solch unschöne Erfahrung dient wohl eher nicht der Festigung einer Beziehung.

Morgens ein Lauf,
und das Herz geht Dir auf!

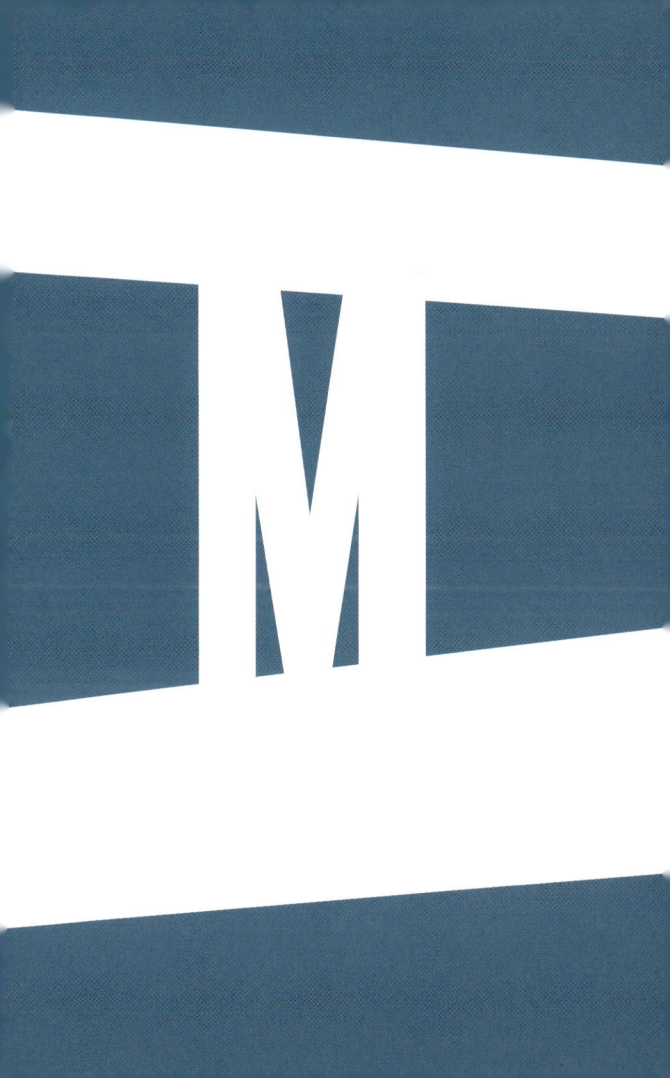

MAGNESIUM

Besonders bei Langstrecken-Wettkämpfen passiert es ab und an, dass man Kontrahenten, von denen man zuvor kaltlächelnd überholt wurde, später am Rand der Strecke unversehens wiedertrifft, wo sie mit schmerzverzerrtem Gesicht, in unnatürlicher Körperhaltung und im wahrsten Sinne des Wortes krampfhaft versuchen, sich zu entschmerzen. Hier hat, gerne in der Wade, mitleidlos der Magnesium-mangel zugeschlagen, der nicht zu Unrecht ge-fürchtet ist, kann er doch mittels jäher Muskelver-zwirbelung ebenso abrupt wie peinigend die Fort-setzung eines Laufs verunmöglichen bzw. sehr nachhaltig vergällen. Viele Ausdauersportler ge-hören daher der Magnesium-Sekte an und führen sich dieses Erdalkalimetall vor allem vor län-geren Läufen präventiv in Tablettenform oder als Pülverchen aufgelöst in Wasser zu, nicht selten nach dem Motto „Viel hilft viel". Nicht wenige allerdings wundern sich anschließend, dass sie plötzlich von unerquicklichen Durchfällen (s.

auch *Montezumas Rache*) heimgesucht werden – was das Weiterlaufen weder für den Athleten noch für Zuschauer- und PassantInnen zum Vergnügen macht. Zu allem Überfluss gesellen sich ggf. noch Krämpfe dazu. Der Grund dafür liegt darin, dass eine Magnesium-Unterversorgung sich z. B. ernährungs- und alkoholkonsumbedingt schleichend über einen längeren Zeitraum entwickeln kann. Zudem wird das Zeug bei erhöhter Beanspruchung, etwa bei anspruchsvollem sportlichen Tun, durch Schwitzen und Austreten kurzerhand einfach ausgeschieden. Vor einem langen Lauf eingeworfen, mag es ein gutes Gefühl verleihen, doch verteilt man das Supplement nicht zuletzt beim Wildpinkeln unter Umständen umgehend wieder in der Landschaft. Neigt man zu Krämpfen, tut man also gut daran, sich ein Magnesiumpräparat im Anschluss an sportliche Aktivitäten zuzuführen. Bei einem ärztlich diagnostizierten Mangel darf das dann auch gerne mehrere Monate dauern.

MANN MIT DEM HAMMER

s. *Frau mit dem Hammer*

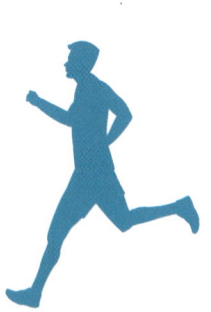

MASSENSTART

Von einem Massenstart ist grundsätzlich die Rede, sobald sich irgendeine Masse in Bewegung setzt. Das kann auf wenige StarterInnen zutreffen (z. B. Weight-Watchers-Lauf, Adipositas-Run) oder auf eine größere Masse Mensch (z. B. Berlin-Marathon, Eröffnung eines Elektronik-Fachmarktes) und betrifft neben Laufveranstaltungen auch abseitigere Sportarten wie Fahrradfahren, Biathlon, Triathlon oder Eisschnelllauf. Kommen mehrere Tausend LäuferInnen zusammen, werden diese beim Massenstart gemäß eigener Zielzeitangaben in Startblöcke gepfercht, die dann nacheinander massenstarten. Da diese Angaben häufig eher Ausdruck von Wunschdenken denn von tatsächlicher Leistungsfähigkeit sind, kommt es bei den dadurch unweigerlich notwendigen Überholvorgängen durch tatsächlich Leistungsstarke nicht selten zu Rempeleien und Ähnlichem. Das ungeschriebene moralische Reglement verlangt, dass derlei anstößige Verhaltensweisen von denjenigen, die genau wissen, dass sie sich besser weiter hinten einsortiert hätten, gefälligst zu unterlassen sind.

MIDLIFE CRISIS

Die Midlife Crisis hat dem Marathon unter Garantie mehr Jünger zugeführt als andere Phänomene des männlichen (Irre-)Seins. Der Langstreckenlauf ist – neben der Anschaffung eines Sportwagens, eines Motorrades oder einer jüngeren Freundin – eine beliebte Antwort auf die Sinnkrise in der Lebensmitte bzw. auf die jäh auftauchende Frage: „War das jetzt etwa schon alles?". Erstaunlich ist dabei, dass viele Männer, die zuvor überhaupt nicht gelaufen sind, sich irgendwann zwischen 40 und 50 plötzlich einen Marathon zum Ziel setzen – in aller Regel zum blanken Entsetzen von Familie und Freunden, die meist einen weitaus realistischeren Blick auf Körperbau und Leistungsfähigkeit der krisen- und hormongeschüttelten

Versehrten haben. Warum die Erkenntnis der eigenen Sterblichkeit ausgerechnet dazu führt, sich einem erhöhten Sterblichkeitsrisiko durch körperliche Überlastung auszusetzen, ist noch nicht hinreichend geklärt. Es ist jedenfalls nicht wirklich verwunderlich, dass beispielsweise beim Köln-Marathon 2019 die meisten Läufer, die die Ziellinie nicht erreichten, der Midlife-Crisis-Altersgruppe entstammten. Dass ein solcher Misserfolg den Nicht-Finishern zur Bewältigung ihrer Krise Entscheidendes beigetragen hat, darf wohl bezweifelt werden. Vermutlich ziehen daher nach Marathonveranstaltungen die Sportwagen- und Motorradverkäufe erheblich an – ein weiteres noch unbeackertes Feld für StatistikliebhaberInnen.

MITTELSTRECKE

Als Mittelstrecke kann so ziemlich alles gelten, was man zwischen 800 und 1609,35 Metern (= 1 Meile) laufen kann. Unter 800 Metern finden sich die Kurzstrecken, darüber die Langstrecken, und darüber die Ultra- bis zu Wie-verrückt-ist-das-denn-Strecken. Streng olympisch gedacht sind nur die 800- und 1500-Meter-Läufe Mittelstreckenläufe. NormalläuferInnen neigen nicht selten dazu, quasi jede Distanz als Mittelstrecke zu bezeichnen, wenn ihnen die Beschaffenheit der Strecke nicht gepasst hat. („Wie war die Strecke?" – „Na ja, so mittel.")

MONTEZUMAS RACHE

Volksmündlich „Dünnpfiff", fürnehm „Stuhldrang" nennt man die Rache des Darm-Traktes aufgrund der ihm von außen aufgezwungenen ungewohnten Erschütterungen – grundsätzlich lehnen Eingeweide derlei aufoktroyierte rhythmische Bewegungen nämlich ab. Das solcherart beleidigte Gedärm weigert sich schlicht, der Nahrung die in ihr enthaltene Flüssigkeit zu entziehen. Diese bleibt vielmehr drin, was den Transport in die

Gefilde des Enddarms beschleunigt, aus denen es dann kein Zurück mehr gibt. Die Folgen bedürfen keiner näheren Schilderung. Von Läufern jeglicher Couleur ist „Monti" insbesondere auf holperigen Strecken gefürchtet. Auf der anderen Seite ist diese plötzlich auftretende Verdauungsaberration als Entschuldigung für den Abbruch längerer Läufe sehr beliebt, da sich niemand darum reißt, dies wirklich nachzuprüfen. (vgl. *Peristaltik*)

MYOKARDITIS

s. *Fiebriger Infekt*

Μέχρι τον Μαραθώνα? Με τα πόδια?
(Nach Marathon? Zu Fuß?)

Pheidippides, ungläubig...

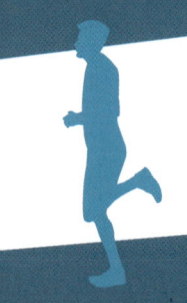

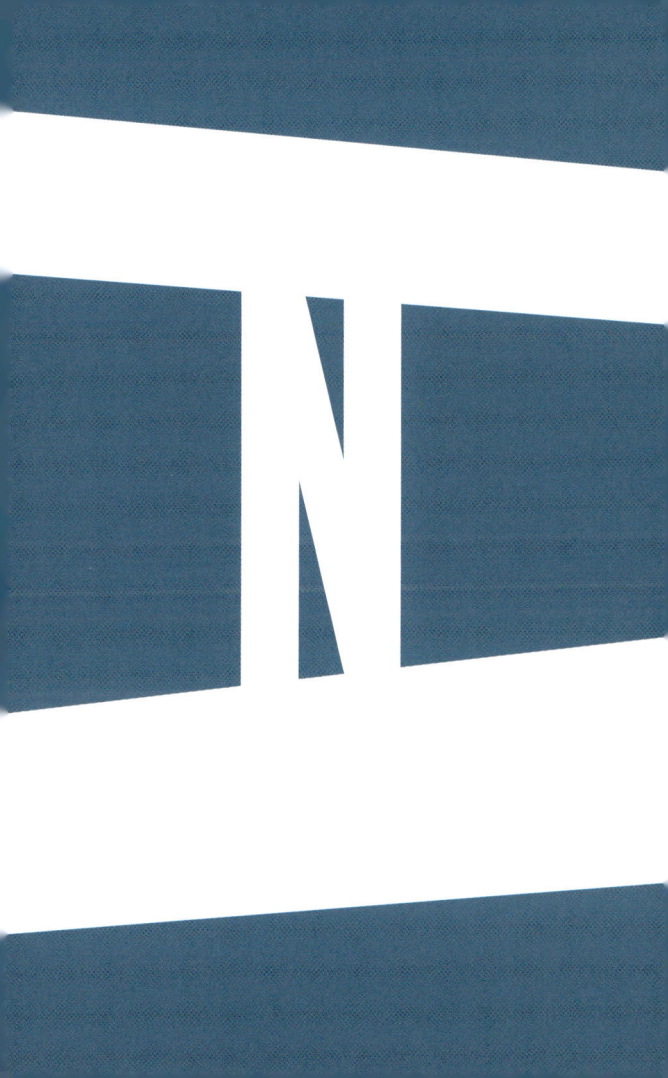

NAGEL

PILZ

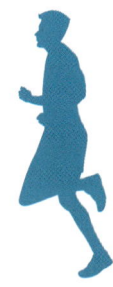

Ähnlich wie der *Fußpilz* ist auch der Nagelpilz ein zur extremen Hartnäckigkeit neigender Unbill, der es sich häufig nicht nehmen lässt, sich diversen Behandlungsmethoden sehr zäh zu widersetzen. Von selbst verschwindet er schon mal gar nicht. Während ein Fußpilzbefall in aller Regel nicht zum Verlust des Fußes führt, kann ein Nagelpilz durchaus dafür sorgen, dass betroffene Nägel sich nach gewisser Zeit dauerhaft vom jeweiligen Zeh verabschieden, was selten erwünscht ist. Eine Behandlung, die gerne ein Jahr oder noch länger dauern kann, ist also zwingend geboten. Sie erfolgt in den meisten Fällen durch Aufbringen eines speziellen medizinischen Lacks, was ganz praktisch dazu führen kann, dass man mancherorts auch Bären von Männern beim sorgsamen Lackieren ihrer Fußnägel beobachten kann.

NANDROLON

Wenn man in der Muckibude seines Vertrauens einen aufgepumpten Bodybuilder trifft und ihn arglos fragt, was denn wohl Nandrolon sein könnte, hat man gute Chancen, einen längeren Vortrag zu hören. Das dem Testosteron verwandte anabole Steroid Nandrolon ist nämlich eines der am häufigsten verwendeten Dopingmittel zur Förderung des Muskelaufbaus bei schneller Regeneration. Dummerweise sind seine Abbauprodukte im Urin leicht und sehr lange zu finden, daher wird es eher gerne auf privaterem Terrain gespritzt, wo Dopinguntersuchungen nicht so angesagt sind. Trickreich an Nandrolon ist, dass auch der Körper es selbst produzieren kann, weshalb ein Grenzwert eingeführt wurde, unterhalb dessen sich die Aufregung mittlerweile in Grenzen hält. Überdies sollte man, um Nandrolon wirklich genussreich nutzen zu können, Lust auf allerlei mögliche Nebenwirkungen haben, wie z. B. Bluthochdruck, Impotenz, Wachstum der Brustdrüsen, erhöhte Wasser-

und Fetteinlagerungen sowie bei Frauen Förderung eines gepflegten Bartwuchses nebst der Vorbereitung auf den Wechsel in die Bassgruppe des örtlichen Kirchenchores.

NASENPFLASTER

Ein von Mythen umrankter Klebestreifen. Das Nasenpflaster wird von rechts nach links oder umgekehrt quer über die Nase geklebt und soll TrägerInnen das Gefühl verleihen, unter höchster Belastung durch die angestrebte Weitung der Nasenlöcher mehr Luft bekommen zu können. Wie jeder Mythos schert auch dieser sich nicht um Tatsachen, so etwa um den Umstand, dass – von geknebelten Entführungsopfern ausdrücklich abgesehen – wohl nur sehr wenige Menschen das Bedürfnis verspüren, unter Hochlast durch die Nase zu atmen, weil sie dazu schließlich mit geradezu erstaunlich größerem Wirkungsgrad ihren Mund benutzen können. Als modisches Accessoire aber mag das

Nasenpflaster – neben durch die Wangen gerammten Sicherheitsnadeln, Nasenringen oder Doppelkinnpiercings – eine gewisse Berechtigung haben.

NUDELPARTY

Unausrottbares Ritual am Vorabend vieler Marathon- und Ultralaufwettkämpfe. Aus ernährungsphysiologischer Sicht ist diese Mahlzeit definitiv überkommen, denn wenn ein nennenswertes *Carboloading* nicht in den Tagen zuvor stattgefunden hat, wird es die abendliche Plastikschüssel Nudeln auch nicht mehr rausreißen. Zwar gebührt den meist ehrenamtlich tätigen HelferInnen zweifellos Respekt und Dank, dennoch erinnert manche Nudelparty hinsichtlich Ambiente und Ausgabeverfahren eher an die Verköstigung von Überlebenden nach einer Naturkatastrophe. Überdies sind allen Bemühungen zum Trotz die feil-

gebotenen Teigwaren fast immer von „al dente"
regelmäßig so weit entfernt, wie das Startfeld von
der Ziellinie. Als sicherer Quell eines Genusses
bleibt dennoch der soziale Aspekt der Nudelparty
übrig, bietet sich hier doch die Gelegenheit, alten
Freunden oder liebgewordenen KontrahentInnen
wieder zu begegnen, die man eventuell nach dem
letzten Lauf aus den Augen verloren hat. Solche
Treffen ereignen sich hier zahlreich, was mitunter
unsäglichsten Fachsimpeleien Tür und Tor öffnet,
deren Unterhaltungswert allerdings gelegentlich
auch für Unbeteiligte nicht zu unterschätzen ist.
Meist dürfen gegen Zahlung eines geringen Obu-
lus nämlich Freunde und Verwandte der Lauf-
kandidaten ebenfalls die Nudelparty bevölkern. Sie
können dann als mampfende Zaungäste fasziniert
den Erzählungen der AthletInnen von ihren ver-
gangene läuferischen Heldentaten und Versehrungen lauschen.

Lange Läufe bestehen ja eigentlich auch bloß aus mehreren kurzen Distanzen.

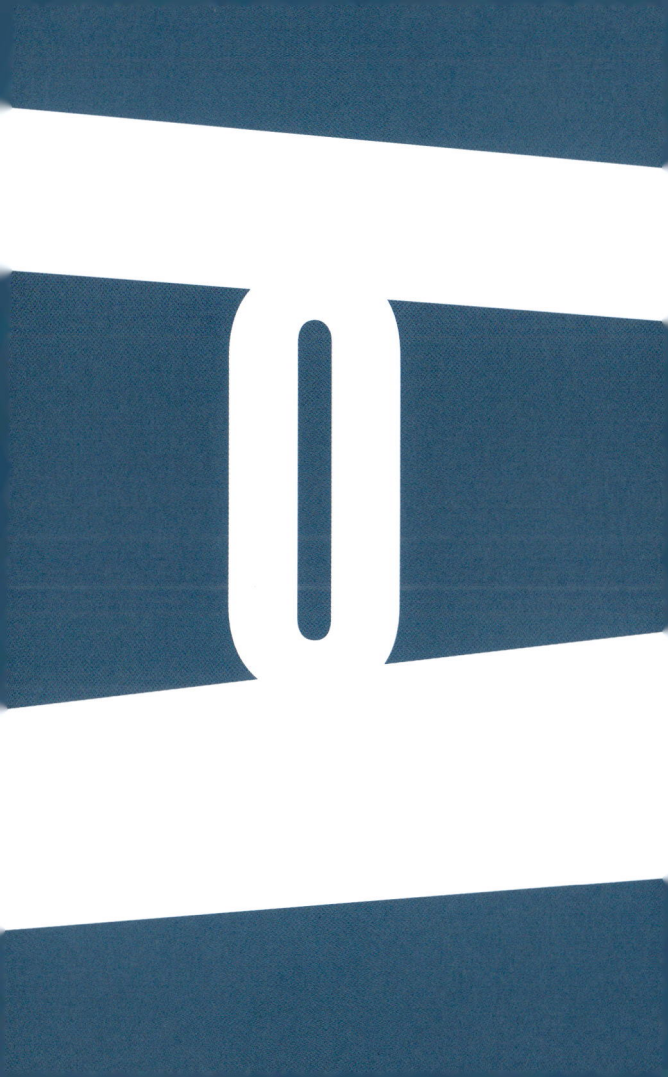

O-BEINE

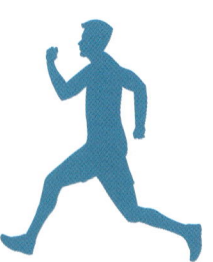

Laut Volksmund liegt in der Kürze die Würze. Das mag für Vielerlei gelten, für Muskeln und *Faszien* ist diese grundsätzlich eher zweifelhafte Behauptung aber ganz entschieden abzulehnen. Besonders augenfällig sind die nichtswürdigen Folgen entsprechender Verkürzungen bei einer Beinachsenfehlstellung wie den O-Beinen. O-Beine kommen nicht nur wesentlich häufiger vor als *X-Beine*, sie haben auch die fatale Tendenz, sich zu verschlimmern, je älter man wird. Wenn man nicht gerade Besitzer eines dauerhaft zunehmenden Pferdes ist, möchte man das in aller Regel nicht. Abgesehen von angeborenen Ursachen, Knochenbrüchen oder ähnlichem sind für die gute Sicht durch die Beine häufig die Muskeln an der Oberschenkelinnenseite (sog. Adduktoren) verantwortlich, ebenso wie das dort befindliche Fasziengewebe. Sind diese Strukturen verkürzt, bauen sie Spannungen auf, die langfristig nicht nur das O vergrößern, sondern vor allem auf Dauer die Knie schädigen, weil der innere Bereich des Kniegelenks stärker belastet wird als der Rest. Diese unselige Gemengelage wird irgendwann unweigerlich ausgesprochen schmerzhaft, denn sie führt zur Arthrose des Kniegelenks. Die Schulmedizin behauptet, eine wirklich Korrektur von O-Beinen sei in der Regel ohne Operation nicht zu haben. Immerhin können die Schmerzen durch allerlei präoperative Maßnahmen wie Abspecken, Muskelaufbau, Sport ohne Kniebeteiligung u. Ä. im Zaum gehalten werden. Dagegen stellen sich etwa zu Schmerzspezialisten mutierte Maschinenbauer und diverse Social-Media-Bevölkernde, die meinen, man könne derart verkürzten Adduktoren durch spezielle und jahrelange Dehnübungen zu Leibe rücken und so seine O-Beine mit viel Geduld wieder gerade biegen. Sicher ist das nicht. Aber entsprechende Jahre währende Dehnungen dürften das Leben in jedem Falle verlängern – und wenn auch nur gefühlt.

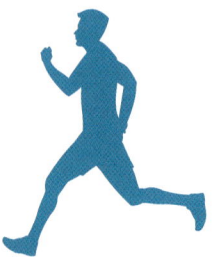

OPEN-WINDOW-EFFEKT

„Open Window", das mag manchem verheißungs-
voll nach Frischluft klingen, oder, weniger ver-
heißungsvoll, nach Computerproblemen. Aber weit
gefehlt. Das Fenster, von dem hier die Rede ist, ist
nämlich das unangenehme Einfallstor eines ge-
schwächten Immunsystems für allerlei Unbilden.
Der Effekt tritt unausweichlich nach übermäßiger
sportlicher Anstrengung auf, was umso unver-
schämter ist, als Ausdauersport bekanntlich ja die
Abwehrkräfte stärkt. Dennoch öffnet sich postspor-
tal besagtes Fenster, und zwar umso weiter, je an-
gestrengter man zuvor unterwegs war. Der Körper
schüttet angesichts heftigerer Plackereien zwecks
Selbstschutz vorsichtshalber Stresshormone wie
Adrenalin, Noradrenalin oder Cortisol aus und
nimmt die Schwächung der Abwehr dabei offenbar
billigend in Kauf. Das Immunsystem muss sich anschließend, salopp ausgedrückt, einen abbrechen,
um wieder richtig in die Gänge zu kommen. Die
Dauer dieser Verrichtung ist abhängig von der
Intensität, mit der man sich zuvor die Kante ge-

geben hat, es kann sich um Stunden oder – bei ExtremsportlerInnen – auch um Tage handeln. Währenddessen ist die Gefahr, sich irgendeinen Infekt einzufangen, wesentlich höher als sonst. Da der Open-Window-Effekt sich erwiesenermaßen zwingend einstellt, kann man ihm nicht entgehen, sondern dem dräuenden Ungemach lediglich bestmöglich entgegenwirken. Zu den nach der Belastung umgehend einzuleitenden Maßnahmen gehören heiße Duschen, trockene Klamotten, nährstoffreiches Essen, sehr viel trinken – leider keinen Alkohol – sowie schlafen, regenerieren und das Meiden jeder Form von Bazillenschleudern im privaten oder öffentlichen Rahmen. Etwaige verschnupfte Angehörige sollten sich zum Wohl der ja ohnehin geplagten AthletInnen unaufgefordert angemessenen Quarantänemaßnahmen unterziehen, aus denen gefälligst erst nach frühestens 48 Stunden wiederaufzutauchen ist. (s. auch *Fiebriger Infekt*)

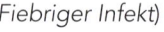

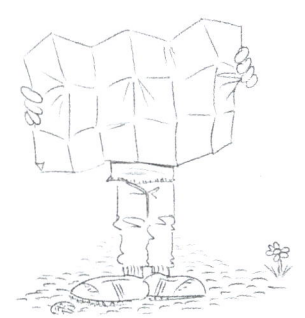

ORIENTIERUNGSLAUF

Wird man etwa mitten in einem Wald von jemanden in Funktionsklamotten über den Haufen gerannt, weil der/die gerade in vollem Lauf verzweifelt eine Landkarte studiert und offenbar nicht weiß, wo es langgeht, dann ist die Chance groß, versehentlich in einen Orientierungswettkampf geraten zu sein. Tatsächlich befleißigen sich auch in Zeiten von Navigationsgeräten und Google Maps noch Menschen der Kunst, unter Zuhilfenahme einer Karte und eines Kompasses auf unterschiedlichen Distanzen verschlungene Pfade durch Wildnisse und

Ähnliches zurückzulegen – und das auch noch möglichst schnell. Wenn auch diese Form des Laufens ein gewisses Schattendasein fristet, so gibt es doch die Anerkennung durch das IOC, heimische und internationale Meisterschaften und nicht zuletzt ein deutsches Nationalteam, von dem in aller Regel normale Menschen noch nie das Geringste gehört haben. Es besteht trotzdem aus ausgesprochen leistungsstarken, wenn auch unbekannten, Athletinnen und Athleten. Das Gerücht, dass das Team regelmäßig aufgestockt werden muss, weil immer wieder Mitglieder im Gelände nicht wiedergefunden werden, ist allerdings entschieden ins Reich der Fabel zu verweisen.

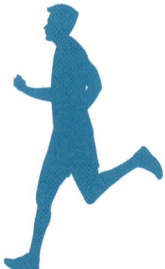

OSMOSE

Abgesehen davon, dass es sich bei Osmose ganz grundsätzlich um jedwede Diffusion durch eine semipermeable Membran handelt, ist sie auch der Grund dafür, dass z. B. entsprechend ausgestattete (Lauf-)Jacken, Hosen, Schuhe etc. atmungsaktiv sind, aber gleichzeitig vor Nässe von außen schützen. Schützen sollen. Theoretisch jedenfalls. Denn in der Praxis zeigt sich nicht selten, dass mit solcherlei Membranen ausgestattete Kleidungsstücke nach etwas längerem Schlechtwettereinsatz genauso durchsuppen wie ihre normalen Pendants und es drinnen dann genauso feucht ist, wie draußen. Dass es gegebenenfalls auch mit der angepriesenen Atmungsaktivität dieser Kleidungsstücke nicht mehr sonderlich weit her ist, muss wahrscheinlich als ausgleichende Gerechtigkeit gewertet werden.

OZON

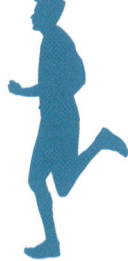

Legt sich der ganz normale *Sauerstoff* ein drittes Atom zu – etwa infolge der Einwirkung von zu viel UV-Strahlung, durch antike Fotokopierer oder durch Drucker aus den Anfängen der Laserdrucksteinzeit – bildet sich Ozon. So begrüßenswert die Präsenz dieses Gases in der Stratosphäre ist, so wenig erfreulich ist Ozon in unserer unmittelbaren Nähe, denn je nach Anfälligkeit können etwa Atemwege und Augen darauf ziemlich gereizt reagieren. LäuferInnen tun an sonnigen Sommertagen gut daran, sich über die dräuenden oder herrschenden Ozonwerte zu informieren. Sehr ratsam ist nämlich, ab einer Konzentration von 180 Mikrogramm pro Kubikmeter – mancherorts liegt der Grenzwert sogar erheblich niedriger – die Ausübung anstrengender (Ausdauer-)Tätigkeiten eventuell bei einem kühlen Bier noch einmal in Ruhe zu überdenken – und dann zu unterlassen. Ozon kann im Übrigen ganz schön perfide sein, indem es sich manchmal genau dort konzentriert, wo es gar nicht entstanden ist, also unter Umständen gerade weit vom Zentrum an jenem grünen Stadtrand, den man sich für die abendliche Laufeinheit auserkoren hat. Auch das spricht im Zweifelsfall für die Bierlösung.

Paradox des Laufens: Nasen laufen!
Füße riechen!

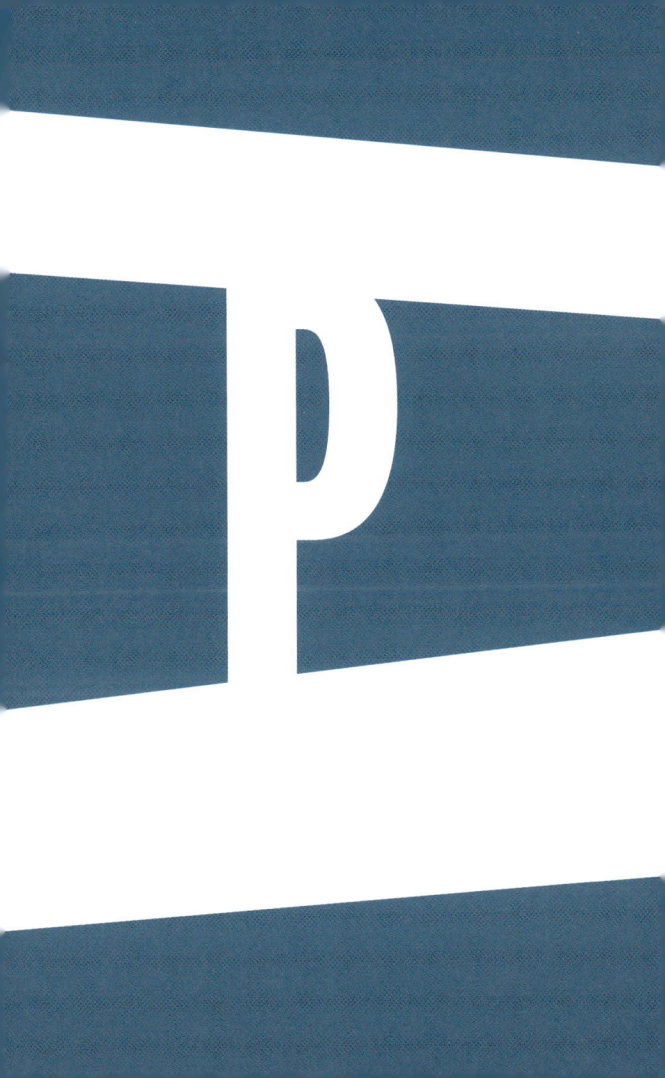

PATELLA

SEHNE

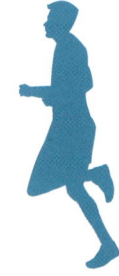

In der Entwicklungsgeschichte des Menschen muss sich das Herumschwurbeln der Kniescheibe als weitestgehend unpraktisch erwiesen haben. Die Evolution hat daher die fünf bis sechs Millimeter dicke Patellasehne erfunden, die den Oberschenkelmuskel über die Kniescheibe hinweg mit dem Schienbein verbindet und unter anderem so dafür sorgt, dass die Kniescheibe bleibt, wo sie hingehört. Eigentlich eine praktische Sache. Doch wie so viele andere Sehnenkolleginnen reagiert auch die Patellasehne ungnädig auf zu viel Reizung durch Über- oder Fehlbelastung, nämlich ggf. mit Entzündung, Teilriss, Komplettriss oder dem *Patellaspitzensyndrom*, was sich in sehr hässlichen Schmerzen im Bereich der Kniescheibe bzw. darunter bemerkbar macht. Im chronischen Fall spricht man auch vom „Springerknie" (*Jumper's knee*, s. auch *Patellaspitzensyndrom*), das wiederum nicht mit dem „*Läuferknie*" (Runner's knee) in einen Topf geworfen werden sollte. Eine angeschlagene Patellasehne ist kein hinzunehmender Schicksalsschlag, sondern kann durch Selbstbehandlung wie Dehnen, Faszientraining, Koordinationsübungen und dergleichen durchaus wieder zur Raison gebracht werden. Das sollte sie auch, möchte man irgendwann weiterlaufen.

PATELLASPITZENSYNDROM

Was haben Ausübende diverser (sprung-)intensiver Sportarten (Laufen, Basketball, Handball, Badminton usw.) mit Fliesenlegern, Installateuren und Kloster-insassen gemeinsam? Sie laufen Gefahr, aufgrund ihres Tuns ein „Jumper's knee", also ein chronisches Patellaspitzensyndrom, zu entwickeln. Während die einen allerdings mehr oder weniger gezwungener-maßen viel Zeit auf ihren Knien verbringen, sind man-che SportlerInnen infolge permanenter Belastung durch Sprünge, schnelle Richtungswechsel oder ruckartige Stop-and-Go-Bewegungen gegebenenfalls die Gelackmeierten. Wenn ein leichter Druck auf die Spitze der Knie-scheibe an deren unterem Ende einen Sport-enthusiasten unversehens aufheulen lässt, dann ist die Sache ziemlich klar. Möglichst unverständlich ausgedrückt handelt es sich um eine Insertionstendopathie, was in diesem Fall nichts anderes heißt, als dass der Knochen-Sehnen-Übergang der Kniescheibe überlastet und deswegen gereizt ist. Man muss aber wegen einer entsprechenden Diagnose keinen Berufswechsel oder die Exkommunikation bzw. die Ausübung einer Sportart im Sitzen (z. B. Schach, Bankdrücken) in Erwägung ziehen, sondern sich lieber zwecks Anleitung zur Selbstbehandlung in die Fänge einer kundigen Fachfrau oder eines Fachmannes aus dem Bereich der Osteopathie oder Physiotherapie begeben. (vgl. *Schleimbeutel*)

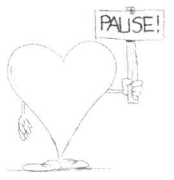

PAUSE

Pausen werden – außer in der Schule – in unserer Leistungsgesellschaft noch immer weitgehend unterschätzt. Die Assoziation mit schnödem Müßiggang (neudeutsch „Abhängen") ist vielerorts nicht kleinzukriegen. Es kann passieren, dass, wer sich bis zum Infarkt permanent auspowert, dafür von manchen KollegInnen noch auf der Intensivstation bewundernde Blicke erntet. Das ist selbstredend Unsinn. Sinnvoll gesetzte Pausen sind nämlich nichts weniger als Sport mit anderen Mitteln. Gerade Mitmenschen, die ehrgeizverblendeter Intensität zugeneigt sind, sollten unbedingt gelegentlich innehalten. Wenn es denn gar nicht anders geht, können sie mantraartig vor sich hinmurmeln: „Pausen sind Arbeit, Pausen sind Leistung!" Denn Regeneration ist definitiv eine Leistung des Körpers. Wer nicht irgendwann schlappmachen will, tut eindeutig gut daran, sich von Zeit zu Zeit bewusst selbst schlapp zu machen, um dem geschundenen Corpus delicti Gelegenheit zu geben, notwendige Reparaturen vorzunehmen. (s. auch *Tapering*)

PECH-REGEL

Wie der Name haarscharf vermuten lässt kommt die PECH-Regel zur Anwendung, wenn man als SportlerIn das Pech gehabt hat, sich eine Gelenk- oder Muskelverletzung zuzuziehen. Vor allem durch Ignoranz einer gescheiten Aufwärmphase gegenüber werden Verstauchungen, Prellungen, Zerrungen usw. – bewusst oder unbewusst – billigend in Kauf genommen. Im akuten Fall steht PECH daher für **P**ause, **E**is, **C**ompression, **H**ochlegen und beschreibt damit jene Maßnahmen, derer man sich tunlichst hurtigst unterziehen sollte, um Schlimmeres zu verhüten. Das Kürzel VAKH-Regel (Vereisen, Aussetzen, Komprimieren, Hochlagern) hat sich seltsamerweise nicht durchsetzen können.

PERISTALTIK

Jene selbsttätigen Kontraktionen und sonstigen Bewegungen des Darms, die dafür sorgen, dass Läufern die meist im Übermaß genossenen Bananen nicht im Halse oder sonst wo stecken bleiben. Die Peristaltik kommt gerne einmal durcheinander, was zu unschönen Beeinträchtigungen des Läufers führen kann. (vgl. *Montezumas Rache*)

PILZ
INFEKTION

s. Fußpilz

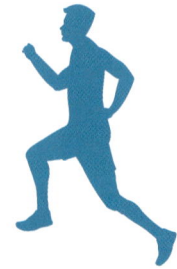

PLANTARFASZIITIS

Hinter dieser wohlklingenden Diagnose verbirgt sich eines der häufigsten Fußprobleme, nämlich die schnöde Überreizung bzw. sogar Entzündung jener Sehnenplatte bzw. ihres Ansatzes, die an der Fußunterseite von der Ferse bis zu den Zehen unsichtbar verlegt ist. Wie bei so vielen Gebrechen des Bewegungsapparates sind die Ursachen für ein Unwohlsein dieser „Plantarfaszie" vielfältig. So hat z. B. ein übergewichtiger Läufer, der mit unterschiedlich langen Beinen und verkürzten Wadenmuskeln in falschem Schuhwerk, welches eigentlich seine Fußfehlstellung korrigieren soll, bis zur Überlastung trainiert, die allerbesten Chancen auf eine satte Plantarfasziitis. Meistens reichen allerdings weit weniger dieser Faktoren aus. Bemerkbar macht sich das Übel häufig eines schönen Morgens, an dem man frohgemut sein Bett verlässt, beim Auftreten aber plötzlich einen sehr hässlichen Schmerz im Fersenbereich verspürt, der jegliche Frohgemutheit umgehend ausradiert. Es ist durchaus möglich, dass der Schmerz dann zeitweise verschwindet, nur um nach einer Ruhephase umso stärker wieder auf-zutreten. Wird dieser Zustand chronisch, hilft in der Regel nur Entlastung (etwa ausnahmsweise durch *Einlagen* mit einer Aussparung im Fersenbereich. Absolut notwendig ist eine Laufpause, viel Geduld und in der Zeit der Heilung absolut konsequentes Absolvieren spezieller (Dehn-)Übungen, die eine kundige Osteopathin – oder, mit sehr viel Glück, ein kundiger Orthopäde – verschreiben. Der Sage nach hilft manchen Menschen eine Stoßwellen-therapie. Eine Nachtschiene, die die Plantarfaszie im Schlaf dehnt, kann ebenso Wunder bewirken, wie eine Umstellung der Lauftechnik z. B. auf *Pose®-Running*. Nicht zuletzt kann eine Änderung der Ess- und alkoholischen Gewohnheiten ganz erstaunliche Wirkungen zeigen (*s. Fasten*). Im Zweifelsfall ist es ratsam, unterschiedliche Metho-den auszuprobieren, bis der Erfolg eintritt (der Autor weiß, wovon er schreibt …). Ob-wohl gar nicht so korrekt, werden übrigens Plantarfasziitis und *Fersensporn* oft in einen Topf geworfen. Daher: Vgl. auch *Fersensporn*.

PLICA-SYNDROM

Diagnostiziert ein Arzt bei Knieschmerzen zweifelsfrei ein Plica-Syndrom, dann weiß man als PatientIn immerhin, dass man einen kompetenten Vertreter der Zunft erwischt hat. Und dass das Knie überlastet ist, sofern kein Unfall o. Ä. der Grund ist. Bei der betroffenen Plica – ganz genau, der „Plica mediopatellaris" – handelt es sich um eine ziemlich unnötige Schleimhautfalte im Knie, die sich in Kniescheibenhöhe befinden kann, aber auch oberhalb oder unterhalb. Während dieses Ding im besten Fall im Verlauf des Wachstums völlig verschwunden ist, ist es im schlimmsten Fall an allen drei Stellen gleichzeitig übriggeblieben. Aufgrund zu starker Belastungen etwa durch Laufen kann die Plica verschnupft mit Entzündung reagieren. Neben den auftretenden eventuell heftigen Schmerzen kann ein davon betroffenes Knie sogar temporär blockieren, was z. B. beim Autofahren zu sehr unschönen Erlebnissen führen kann und deshalb besser unterbleiben sollte. In jedem Fall ist bei schmerzhaften Zuständen zunächst Schonung angesagt und ggf.

medikamentöse Entzündungshemmung. Versagt das Konservative bleibt als letztes Mittel die operative Entfernung der fiesen Falte. Der nötige Schnitt wird in der Regel gleich im Rahmen einer diagnostischen Kniespiegelung vorgenommen, weshalb medizinisch Interessierte – nach Gabe eines passenden Anästhetikums, das die betroffene Region komplett lahmlegt – die eigene Operation am Monitor live mitverfolgen können. Tröstlich: Nach gehöriger Rekonvaleszenz steht dem Weiterlaufen nichts im Wege.

POSE®-RUNNING

Pose®-Running ist eine Lauftechnik für LäuferInnen, die nicht ganz von selbst die Belastungen auf ihren Gelenk- und Stützapparat und damit ihr Verletzungsrisiko so gering wie möglich halten. Mithin eignet sich Pose®-Running für sehr, sehr viele LäuferInnen. Vereinfacht ausgedrückt lässt man sich hierbei, ohne den Oberkörper vorzubeugen, so lange nach vorne fallen, bis man entweder der Länge nach hinschlägt oder aber dem Drang nachgibt, einen Schritt zu machen, ohne sich dabei abzustoßen. Tatsächlich bevorzugen die meisten Menschen den Schritt. Dieses Verfahren nutzt die ohnehin meistens vorhandene Schwerkraft perfekt aus. Ergänzt um Laufschuhe ohne Sprengung, das konsequente Auftreten mit dem Fußballen (also dem Mittelfuß) und eine reichlich hohe Schrittfrequenz von 180 oder mehr SpM (Schritten pro Minute) bei kleinen Schritten sind wesentliche Merkmale der Pose®-Methode. Da das nun dem einen oder der anderen zwar theoretisch unmittelbar einleuchtend und simpel erscheinen mag, es sich in der Praxis aber durchaus komplizierter darstellt, als man zu vermuten geneigt ist, kann vom Selbststudium nur abgeraten werden. Nicht zuletzt werden beim Pose®-Running Muskeln und Sehnen angesprochen, die bei vielen, insbesondere bei FersenläuferInnen, bislang ein eher unterentwickeltes Dasein gefristet haben dürften. Gemachheit beim Erlernen, das deswegen am besten unter fachkundiger Anleitung vonstatten gehen sollte, ist also angesagt, wird aber auch definitiv belohnt. Diese Belohnung besteht nicht nur in besagter messbar geringerer Belastung für die Gelenke (vor allem die Knie), sondern, je nachdem, was man bevorzugt, auch in mehr Schnelligkeit oder in größerem Durchhaltevermögen.

PRONATION

Pronation bezeichnet nicht, wie man fälschlicherweise vermuten könnte, eine weitere Verirrung im rechten politischen Spektrum, sondern vielmehr das leichte Einknicken des Fußes nach innen beim Auftreten bzw. Abrollen. Echte Fachleute sprechen auch von „Eversion", wenn es denn unbedingt sein muss, und weisen gerne darauf hin, dass die Genetik weitgehend bestimmt, wie man seinen Fuß abrollt, und man deshalb nicht vollumfänglich für entsprechende Gebrechen verantwortlich ist. Nichtsdestotrotz spielen auch selbst verschuldetes Übergewicht und eine zu schlabberige Fuß- und Beinmuskulatur hier eine unrühmliche Rolle. Eine leichte Pronation ist nicht nur normal, sondern nicht einmal Anlass zur Beunruhigung, dient sie doch der natürlichen Dämpfung des Körpergewichts beim Aufprall desselben auf den Fuß. Auch die übermäßige Pronation, kurz: *Überpronation*, bei der der Fußrand stark nach innen abknickt, ist häufig anzutreffen. Ob man einer solchen teilhaftig ist, lässt sich leicht feststellen. Zeigen sich nämlich die Sohlen-Innenseiten der geliebten Laufschuhe wesentlich abgeschrabbelter als die Außenseiten, darf man sich getrost zu den ÜberproniererInnen zählen. Das muss nicht in jedem Fall ein Drama sein, kann aber. Während die einen nämlich fröhlich vor sich hin überpronieren, können andere entzündete *Achillessehnen*, schmerzende Knie-Außenseiten, lädierte *Patellasehnen*, Hüftschmerzen oder auch Knochenhautentzündungen am Schienbein (s. *Shin Splints*) davontragen. Solchen Miseren kann mit geeignetem, pronationsgestütztem Schuhwerk zu Leibe gerückt werden, möchte man dauerhafte Schäden eher verhindern. Vor dem Kauf empfiehlt sich aber definitiv eine vernünftige Untersuchung der Verhältnisse durch eine Spezialistin oder einen Spezialisten, damit die Pronationsstütze im Schuh nicht mehr schadet als nützt. Außerdem sind echte Überpronationen weitaus seltener als ihr Gegenteil, die *Supination* – auch wenn die Laufschuhindustrie ungefähr seit ihrem Aufkommen nicht müde wird, LäuferInnen das Gegenteil weismachen zu wollen, um ihnen immer wieder ihre überteuerten Treter anzudrehen.

PULS

Der Puls ist der Tacho für LäuferInnen. Als solcher gibt er beredt Auskunft darüber, ob die Belastung, die man bei sportlicher Betätigung an den Tag legt, eine vernünftige ist oder eher dazu angetan, einen Herzklabaster heraufzubeschwören. Es ist daher eine ziemlich gute Idee, zumindest am Beginn einer sportlichen Karriere den eigenen Puls im Blick zu behalten (vgl. *Pulsuhr*), und die Trainingsintensität danach auszurichten. Ist der Puls nämlich zu hoch, gerät man in den anaeroben Bereich, in dem jedenfalls AnfängerInnen nichts zu suchen haben, denn er ist jenen Belastungsspitzen vorbehalten, die nur gut Trainierte überhaupt anpeilen sollten, sofern sie den Hals partout nicht vollkriegen. Ist der Puls zu niedrig, wird man sich nach dem Laufen vortrefflich regenerieren, falls das das Ziel der Übung war. Einen Trainingseffekt kann man sich danach höchstens einbilden, messbar ist er sicher nicht. Besitzt man keinen Pulsmesser und fühlt bei manueller Suche gar nichts an sich selbst, ist Obacht geboten. Dann ist man entweder dahingeschieden – was zugegebenermaßen, außer bei einer Zombieapokalypse, selten der Fall ist – oder man sollte über die Anschaffung eines Hornhauthobels nachdenken.

PULS
UHR

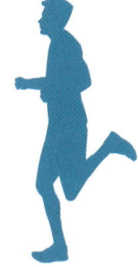

Insbesondere Laufanfänger männlichen Geschlechts, die es ja häufig mit dem Gefühl für den eigenen Körper nicht so haben bzw. ihr Wunschdenken mit ihrem Körpergefühl verwechseln, sollten die Anschaffung einer Pulsuhr nicht nur erwägen, sondern knallhart durchziehen. Das Schöne daran ist, dass die Pulsmessung dem beim Mann oft tief verwurzelten Bedürfnis nach Vermessung und Quantifizierung aller möglichen und unmöglichen Lebenspraktiken oder Körperteile sehr entgegenkommt. Außerdem ermöglicht sie die überprüfbare Messung der eigenen Leistung und ihrer gesundheitlichen Sinnhaftigkeit auf einen Blick. Ebenso wenig, wie man als Führerscheinneuling ohne Tacho unterwegs sein sollte, sollte der Anfängerläufer also ohne Pulsmessung unterwegs sein, und wie bei Ersterem muss besonders bei untrainierten Läufern der Geschwindigkeitsbegrenzung Beachtung geschenkt werden. Das ermöglicht die vorherige Feststellung der eigenen vernünftigen Pulszone, wofür bei Anfängern die Pimal-Daumen-Formel „220 minus Lebensalter" einen durchaus brauchbaren Richtwert darstellt, da seine Einhaltung in der Regel dafür sorgt, dass man im *aeroben Bereich* läuft. Pulsuhren, die auch nahezu medizinischen Ansprüchen genügen, gibt es mittlerweile zuhauf und ausgestattet mit jeder Menge zusätzlichen Schnickschnacks, über dessen Anschaffung im Wesentlichen der Geldbeutel und die Technikaffinität entscheiden dürften. Für die Puristen unter uns: Selbstverständlich ist es auch möglich, wie in den Zeiten der Altvorderen den Puls mit dem Finger am eigenen Hals und der Aufzugsuhr am Handgelenk zu messen. Das befriedigt den männlichen Spieltrieb allerdings weitaus weniger.

PUSSY LANE

KandidatInnen, die während eines *Hindernislaufs* wiederholt an der Überwindung von Barrieren scheitern, weil sie z. B. besser vorher noch ein paar Kilo abgespeckt hätten, müssen den Wettkampf nicht abbrechen. Sie benutzen stattdessen einfach die „Pussy Lane", was bedeutet, dass sie schlicht um die betreffenden Hindernisse herumgehen. Je nach Perfidie des Veranstalters ist dieser Umweg gar durch eine rosa Linie gekennzeichnet, womöglich, damit man sich nicht verläuft, falls die Schamröte die Augenlider hat zuschwellen lassen. Selbstverständlich verabscheuen echte Adventurer diese Lösung zutiefst, da sie die betroffenen Kombattanten auf der Stelle zu „Pussies" degradiert. Echte Kerle ziehen sich im Zweifelsfalle eher eine Fraktur oder dergleichen zu, als dass sie die „Pussy Lane" freiwillig betreten, da das die einzige Möglichkeit ist, nicht hämisch verlacht und bis ins dritte Glied als Weichei geschmäht zu werden.

Manchmal hat ein Rennen nicht das Geringste mit rennen zu tun.

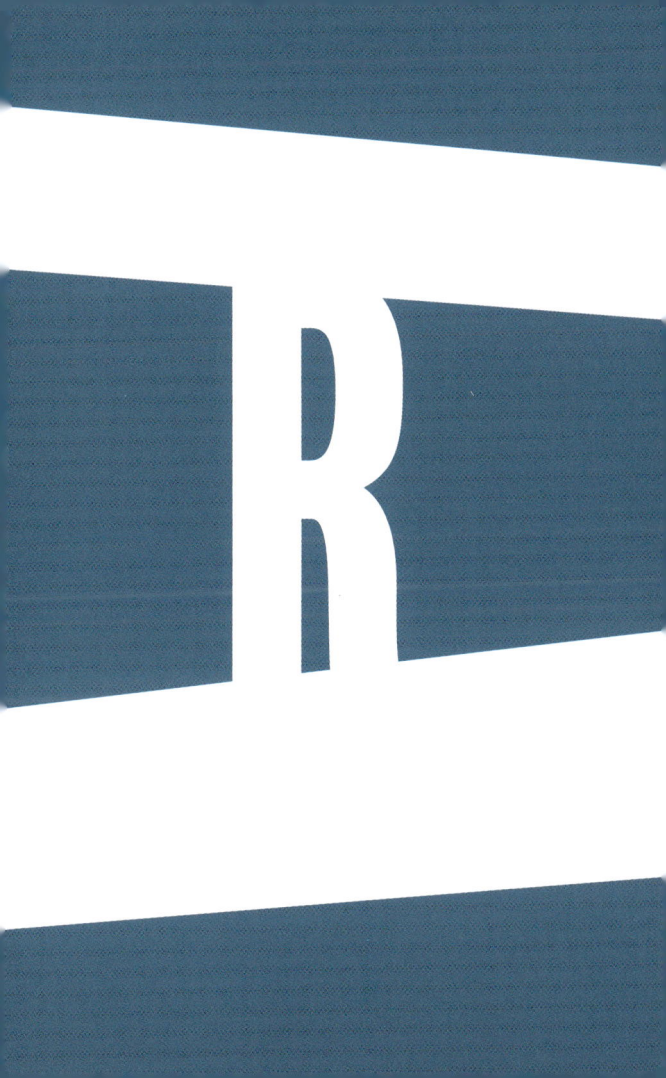

RAUCHEN

Rauchen ist, wie allgemein bekannt sein dürfte, total super und echt zu empfehlen. Es gibt nämlich kaum ein besseres Mittel, die maroden Sozialkassen zu entlasten, als frühzeitig beispielsweise an Lungen- oder Kehlkopfkrebs zu versterben – vom plötzlichen Herzinfarkt infolge zugeteerter Arterien mal abgesehen, der mit Blick auf die anfallenden Krankenkassenleistungen und absehbares Siechtum selbstverständlich immer vorzuziehen ist. RaucherInnen krepieren durchschnittlich 10 bis 14 Jahre früher als NichtraucherInnen, was in einer immer älter werdenden Gesellschaft ausgesprochen begrüßt werden muss. Vor allem jene SportlerInnen, die regelmäßig trainieren, viel schlafen und sich vernünftig ernähren, sollten als Gegengewicht dazu mindestens zwei Schachteln Zigaretten täglich konsumieren, um sich zu schädigen und somit der Gefahr zu entgehen, auch noch in hohem Alter von ihrer Mitwelt als asoziale Gesundheitsapostel geächtet zu werden.

REGENERATIVER DAUERLAUF

s. *Supersauerstofflauf*

REITERHOSEN

Sie sind als Kleidungsstück schon schwer zu ertragen, aber als Erkrankung (Lipödem) sind sie eine glatte Unverschämtheit, jene unförmigen Fettansammlungen, die sich – meist bei bereits etwas kräftigeren Frauen mit entsprechender genetischer Disposition, aber ansonsten ohne eigenes Zutun – in jeder Hinsicht unwillkommen vor allem im Bereich von Hintern, Hüften und Oberschenkeln bilden. Die Einsicht, dass es sich bei Reiterhosen um eine Krankheit handelt, wird leider immer wieder durch dümmliche Frauenzeitschriften behindert, die sich mit hanebüchenen Anleitungen zum „Wegtrainieren der Fettpölsterchen" gegenseitig überbieten. Die zugehörigen (Lauf-)Übungen werden zu allem Überfluss meist von superschlanken Models vorgeführt und sind vollkommener Quatsch, denn überwiegend handelt es sich eben gerade nicht um irgendwelche Pölsterchen, sondern um massive Fettpolster, die ganz und gar keine Folge von Untrainiertheit, Bewegungsmangel oder ähnlichem sind, sondern in einem aus den Fugen geratenen Hormonhaushalt und eben einer genetischen Disposition ihre Ursache haben. Es sind logischerweise die Betroffenen auch nicht schuld an ihrem Zustand, was besagte Dumpfgazetten immer wieder suggerieren. Die gute Nachricht: Reiterhosen müssen keineswegs als unausweichliche Aufforderung verstanden werden, zukünftig hauptsächlich wallende Kleidung zu tragen. Ihre Entwicklung lässt sich behandeln, verlangsamen, mitunter sogar stoppen. Und wenn wirklich gar nichts anderes mehr hilft, bleibt immer noch der (leider teure) Besuch beim Fettabsauger des Vertrauens.

RESERVEN

Man sollte allein schon deshalb Reserven haben, weil es einfach unschön ist, etwa nach einem Wettkampf im Ziel vomitierend zusammenzubrechen und mit Hilfe des Sanitätspersonals vom Ort der

Schmach abtransportiert werden zu müssen. Selbstverständlich gilt das nur bedingt für LeistungssportlerInnen und Männer in der Midlife-Crisis, denn bei denen gehört es ja quasi zum guten Ton, sich komplett zu verausgaben, auch auf die Gefahr unappetitlicher Szenen hin. Tatsächlich hat der Mensch aber selbst dann noch Reserven, wenn er sich sportlich komplett verausgabt, er kommt – im Normalfall – nur nicht an sie ran. Denn diese Leistungsreserven, die bei Couchpotatoes logischerweise größer ausfallen als bei bestens Trainierten (s. *aerob-anaerobe Schwelle*), sind eine Lebensversicherung, die die Evolution dankenswerterweise in den menschlichen Körper eingebaut hat. So kann man nämlich im Falle existenzbedrohender Extremsituationen beispielsweise noch sämtliche Beine in die Hand nehmen und sich absolut flugs vom Ort drohenden Ungemachs entfernen, obwohl man eigentlich vorher schon vollkommen fertig war.

RETRO-RUNNING

Man könnte meinen, hierbei ginge es darum, sich in weißem Baumwollshirt und blauer Turnhose aus dem Schulsportunterricht der 70er Jahre auf die Laufstrecke zu begeben, doch weit gefehlt. Dieses „Retro" steht vielmehr ganz klassisch für „Rückwärts" und Retro-Running ist mithin neudeutsch für Rückwärtslaufen – eine Art zu Laufen, die gar nicht so bescheuert ist, wie es zunächst den Anschein haben mag. Nicht nur, dass es inzwischen internationale Meisterschaften bis hin zu Weltmeisterschaften in dieser Disziplin gibt, und zwar teils über Strecken, die viele LäuferInnen nicht mal vorwärts zurücklegen – nämlich bis zur Halbmarathon-Distanz. Regelmäßig betriebenes Rückwärtslaufen bringt für NormalsportlerInnen allerlei Vorteile: Es verbessert Koordination, Körpergefühl und Gleichgewichtssinn, beugt Verletzungen vor, die durch öde-einseitiges Training entstehen können, und kann die Rehabilitation fördern, falls man sich anderweitig verletzt haben sollte. Von Zeit zu Zeit rückwärts zu laufen ist also keineswegs ein dümmlicher Modetrend, sondern sehr zu empfehlen. Ein unausrottbares Manko jedoch bleibt die wenig optimale Lage der Augen, da sie beim Rückwärtslaufen ein permanentes Verdrehen des Halses zur einen oder anderen Seite unabdingbar macht. Altgediente Yogis, die die Übung „Blick der heiteren Eule" aus dem Effeff beherrschen, sind hier klar im Vorteil. Mittlerweile gibt es gar eine internationale Vereinigung der rückwärts Laufenden (International-Retro-Runner), die sich anheischig macht, regelmäßig entsprechende Wettkämpfe zu veranstalten. Erich Honeckers Motto „Vorwärts immer, rückwärts nimmer!" erfreut sich in diesen Kreisen verständlicherweise keiner sonderlichen Beliebtheit.

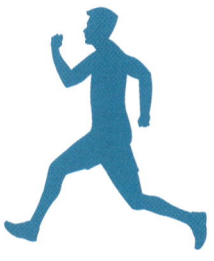

RÜCKWÄRTS LAUFEN

s. *Retro-Running*

RUHETAG

s. *Pause*

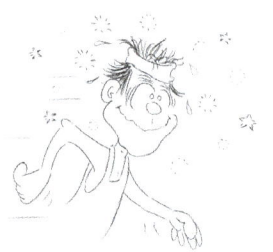

RUNNER'S HIGH

Sollte man beim Laufen urplötzlich einem glücksrauschhaften Blödheitszustand anheimfallen, so handelt es sich möglicherweise um das sagenumwobene „Läuferhoch". Sagenumwoben deshalb, weil es keinesfalls jeden trifft, der längere Läufe unternimmt (der Autor weiß, wovon er redet …). Die medizinische Forschung macht für das Runner's High wahlweise eine massive Endorphinausschüttung oder eine Sauerstoffarmut in dem Teil der Großhirnrinde verantwortlich, den der Volksmund trefflich als „präfrontalen Cortex" beschreibt – was das Glück der temporären Verblödung erklären könnte, das auch von Kiffern und Alkoholikern bekannt ist. Gegenüber Alkohol und Drogen hat das „runner's high" allerdings den unbestreitbaren Vorteil, wesentlich kostengünstiger zu sein.

RUNNER'S KNEE

Der Tennisarm des Läufers ist das „runner's knee", zu Deutsch: „Läuferknie". Intime Kenner der Materie reden gerne auch vom ITBS, Iliotibialband- oder Tractussyndrom, meinen aber dasselbe. Im Gegensatz zum Tennisarm umweht das „Läuferknie" allerdings ein gewisser Hauch von Exklusivität, adelt es seinen Inhaber doch, da es ihn zumindest als einigermaßen ernstzunehmenden Sportler ausweist, während der gemeine Tennisarm ja quasi jede mechanische Überbeanspruchung und damit unter Umständen vollkommen läppische Ursachen haben kann. Die Gründe für ein „runner's knee" hingegen haben nahezu ausnahmslos mit sportlicher Überbetätigung beim Laufen, bei Ballsportarten oder auch bei exzessivem Radfahren zu tun. Zusätzlich können mieses Schuhwerk, einseitige Belastungen (vgl. *Pronation*), zu harte Untergründe und unausrottbare Selbstüberschätzung einem Durchschnittsknie ganz schnell zeigen, wo Barthel den Most holt. Dann finden sich die diversen *Schleimbeutel*, Sehnenbündel und *Faszien*bänder, die sich im Knie und um das Knie herum die Klinke in die Hand geben, urplötzlich in höchst beklagenswertem Zustand wieder. Die beteiligten Missempfindungen bestehen, wie sollte es anders sein, sowohl in Druck- wie auch in Belastungsschmerzen. Betroffene sollten also tunlichst davon absehen, an dem bemitleidenswerten Knie herumzudrücken. Jedwede *Selbstmassage* stößt hier ausnahmsweise an ihre natürlichen Grenzen. Auch von Belastungen wie etwa Laufen, Springen, der Aufführung irischer Steptänze und ähnlich gearteten Verrichtungen ist abzuraten. Kühle Umschläge hingegen, Laufpausen, Wechsel der Straßenseite oder Laufrichtung (wegen der Neigung), die Vermeidung von Kurven und Unebenheiten wie Kopfsteinpflaster, Waldboden, Hügel und Berge, die Aufbringung oder Einnahme entzündungshemmender Medikamente, Eisbehandlungen, Wechselbäder, Korrektur eventueller Bein- und Fußfehlstellungen oder Mutters Quarkwickel, all diese Dinge sind geeignet, das „runner's knee" zu lindern, wenn nicht gar zu eliminieren. Darüber hinaus ist das wiederholte und regelmäßige Dehnen insbesondere der höchstwahrscheinlich mächtig verkürzten Abduktoren absolut zu empfehlen.

*Selbst, wenn man ganz langsam läuft,
überholt man einen auf jeden Fall:
Seinen inneren Schweinehund.*

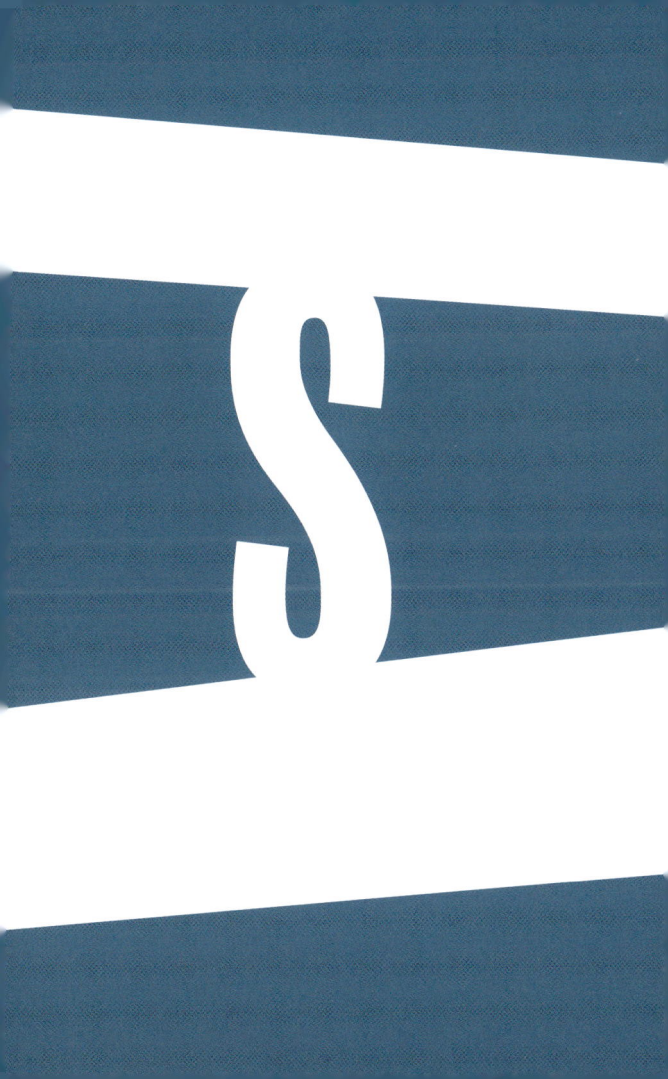

SALTIN-DIÄT

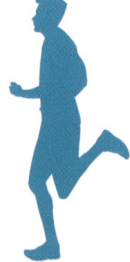

Diese *Carboloading*-Methode wurde vom Schweden Bengt Saltin (daher auch Schweden-Diät genannt) für wirklich hartgesotten Ambitionierte zur Vorbereitung auf Langstreckenläufe erfunden. Sie besteht recht simpel darin, dass man z. B. acht Tage vor einem Wettkampf unter Zuhilfenahme eines „Entleerungslaufs" seine Kohlenhydratspeicher weitgehend leerläuft. Anschließend meidet man vier Tage lang jegliche Kohlenhydrate wie der Teufel das Weihwasser, trainiert aber währenddessen auf hohem Niveau wacker weiter. In den danach verbleibenden Tagen schaufelt man dann so dermaßen viel kohlenhydratreiche Nahrung in sich hinein, dass es so seine Bewandtnis hat. Dieses Vorgehen ist weder psychisch noch physisch wirklich angenehm – und neueren Erkenntnissen zufolge auch nicht wirklich notwendig. Die Glykogenspeicher lassen sich nämlich – mit wesentlich weniger schlechter Laune – auch durch normales Carboloading ausreichend füllen.

SAUERSTOFF

Ein quasi unverzichtbarer Stoff, der bei der Ausübung nahezu jeder sportlichen Betätigung – nicht
nur beim Apnoetauchen – wirklich ganz hervorragende Dienste leistet. Die Wichtigkeit des Sauer-
stoffs wird möglicherweise nicht zuletzt dadurch auf
das Schönste unterstrichen, dass er das in der Natur
am häufigsten vorkommende Element ist. Mit Fug
und Recht darf behauptet werden, dass es ohne
Sauerstoff recht schwierig ist, das Leben in gewohnt angenehmer Weise fortzusetzen. Es empfiehlt sich dennoch nicht, über längere Zeit ausschließlich reinen Sauerstoff zu atmen, da dies
unter anderem zur Bildung von schädlichen freien
Radikalen führt, um die einen großen Bogen zu machen sich ja auch im sonstigen Leben empfiehlt. Zwecks Wiederbelebung kann reiner
Sauerstoff aber hie und da genommen
werden. Die Atemluft, die der Mensch
schnöde permanent wegatmet, besteht
übrigens in der Normalausführung nicht
umsonst nur zu einem guten Fünftel aus

Sauerstoff, der Rest ist im Wesentlichen Stickstoff. Eine Zusammensetzung, die sich seit nunmehr einigen Millionen Jahren bewährt hat und die beizubehalten sich lohnt.

SAUNA

Das Wort Sauna leitet sich aus unerfindlichen Gründen offenbar vom altfinnischen Wort „savu" ab, was so viel wie Rauch oder Qualm bedeutet. Sollte das zutreffen, so legt es beredtes Zeugnis davon ab, dass zumindest die alten Finnen keine Ahnung vom Saunieren hatten, denn eine Sauna, in der es raucht und qualmt, ist der Gesundheit bekanntermaßen alles andere als zuträglich. Der Besuch von unverqualmten Saunen hingegen kann für SportlerInnen jeglicher Provenienz gar nicht warm genug empfohlen werden. Als Maßnahme passiver Regeneration nach körperlicher Betätigung ist die „Schwitzhütte" schlechterdings nicht zu überbieten. Vollkommen abgesehen von der mitunter sehr angenehmen Präsenz gänzlich unbekleideter Mitmenschen – was der Volksmund nicht unverschmitzt durch das Bonmot: „Das Auge sauniert mit!" auszudrücken weiß – stärkt der Saunabesuch das Immunsystem und den Kreislauf, er fördert die Durchblutung, verbessert das Hautbild, wirkt sich wohltuend auf den Schlaf aus und zeitigt noch weitere positive Effekte, die in dieser Geballtheit anderswo nicht zu bekommen sind. Obacht ist trotzdem angeraten, denn auch hier macht die Dosis das Gift. Anders ausgedrückt: Wer zuletzt geht, den bestraft der Kreislaufkollaps.

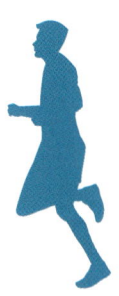

SCHIENBEIN KANTEN SYNDROM

s. *Shin Splints*

SCHLEIMBEUTEL

Als Schleimbeutel werden nicht nur pseudo-joviale Karrieristen bezeichnet, sondern es handelt sich auch um besonders bei LäuferInnen eher unbeliebte, mit sogenannter Synovialflüssigkeit gefüllte, sackähnliche Gebilde. Sie befinden sich an den unmöglichsten Stellen des Körpers, vielfach in der Nähe von Gelenken. In der Regel verrichten die Beutel still ihren Dienst als Polsterung, um Reibungen abzumildern, die an besagten Stellen bzw. Gelenken im Übermaß aufzutreten pflegen. LäuferInnen sehen sich infolge von Über- oder Fehlbelastungen vor allem unliebsam mit jenen Schleimbeuteln konfrontiert, die um das Knie herum angesiedelt sind. Fatalerweise befinden sich dort nämlich gleich mehrere Beutel. Diese reagieren unter Umständen auf allerlei Reize beleidigt und tun dann das, wozu ihr Besitzer eventuell als Reaktion auf frustrierende Verhältnisse ebenfalls neigt: Sie lassen sich volllaufen. Ist das der Fall, hat man es mit einer ebenso schmerzhaften wie nervigen Schleimbeutelentzündung im Knie zu tun. Je nach Variation dieser – im Medizinerchinesisch klangvoll als „Bursitis" bezeichneten – Misslichkeit sind Physiotherapie und Entzündungshemmer geeignet, Abhilfe zu schaffen. NaturjüngerInnen können anstelle von Medikamenten stundenlang Esswaren wie z. B. Quark, Ingwer, Apfelessig, Kurkuma und Zwiebeln in Form von Wickeln um das Knie herum drapieren (einzeln, nicht gleichzeitig) und derart umwickelt nicht selten Besserung erfahren. Nur in hartnäckigen Fälle müssen entzündete Schleimbeutel minimalinvasiv dran glauben, wenn zuvor weder kundige Behandlung und Chemie noch kulinarische Wickelexzesse geholfen haben. (vgl. *Patellaspitzensyndrom*)

SCHRITTZÄHLER

Spätestens, seit sich die Weltgesundheitsorganisation aus dem Fenster gelehnt und verfügt hat, dass man Gefahr läuft, spontan tot umzufallen, wenn man nicht mindestens 10.000 Schritte pro Tag zurücklegt, boomt der Markt der Schrittzähler. Kurioserweise gibt es keinerlei wissenschaftliche Begründung für diese Zahl, vielmehr wurde in den 60er Jahren in Japan ein erster Schrittzähler erfunden und kurzerhand „10.000-Schritt-Messer" genannt, denn 10.000 ist in Japan eine Glückszahl. Das war's. Inzwischen gibt es kaum einen Anbieter elektronischen Geräts, der nicht ein solches Ding (auch bekannt als „Fitness Tracker") im Angebot hat, mittlerweile ausstaffiert mit allerlei Zusatzfunktionen, die weit über das schnöde Zählen von Schritten hinausgehen, wie Uhrzeit, Herzfrequenz, Kompass usw. Viele Menschen besitzen sogar einen solchen Zähler, ohne die geringste Ahnung davon zu haben, denn die Firma Apple hat sich einmal mehr nicht lumpen lassen und die entsprechende Funktion gleich ins iPhone zwangsintegriert. Auch für Android-Telefone gibt es entsprechende Apps, sodass man nun problemlos feststellen kann, wie viele Kilometer man telefonierend zurückgelegt hat, sollte das für irgendjemand von Interesse sein. Der Nutzen für erfahrene LäuferInnen ist eher gering, da ihnen die Anzahl ihrer zurückgelegten Schritte in der Regel herzlich egal ist. Sinnvoll aber kann ein wie auch immer gearteter Schrittzähler sehr wohl für jene sein, die sich etwa nach langer Zeit des Nichtstuns und der Völlerei eines Tages jählings aus der Couch wuchten, grimmig entschlossen, sich fürderhin zu ertüchtigen. Denn der Schrittzähler interagiert nicht unhinterfotzig mit dem Belohnungszentrum im Gehirn, und so treibt oft ein abendlicher Blick die Trackerknechte noch einmal vor die Tür, wenn sie nämlich feststellen, dass das tägliche Soll um ein Weniges unterschritten ist. Das ist nämlich mit dem Selbstbild der meisten Menschen gar nicht gut zu vereinbaren, haben sie sich erst einmal dem Diktat eines Schrittzählers unterworfen. (vgl. *Pulsuhr*)

SCHWANGER
SCHAFT

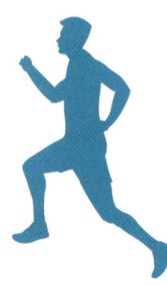

Es ist noch nicht allzu lange her, da war man in Medizinerkreisen noch geneigt, Schwangere in Watte zu packen und ihnen quasi weitestgehende Bewegungslosigkeit zu verordnen. Man befürchtete infolge sportlicher Betätigung diverse fötale wie auch mütterliche Missempfindungen aufgrund übermäßiger pränataler Turbulenzen und vermutete wohl allenthalben entsetzte Ungeborene, die sich im aufgewühlten Fruchtwasser verzweifelt an der Nabelschnur festklammern, nicht recht wissend, wie ihnen geschieht. Das ist zum Glück Vergangenheit. Heutzutage lautet die Weisung an die werdenden Mütter höchstens, es beim Sport doch bitte nicht zu übertreiben und über die Ausübung des Sports das rechtzeitige Aufsuchen des Kreissaals nicht zu vergessen. Abgesehen von Sportarten, die einen gewissen körperlichen Mehreinsatz (Kickboxen, Stabhochsprung, Freiklettern etc.) oder spezielle haltungstechnische Fähigkeiten (z. B. Billard, Golf, Gewichtheben) erfordern, können Schwangere im Grunde Sport treiben, bis der Arzt kommt. Bei gesunden Läuferinnen in froher Erwartung spricht nichts dagegen, dass sie laufen, bis die Gefahr zu groß wird, aufgrund der immer ungünstiger werdenden Gewichtsverteilung vornüber zu kippen. Selbstverständlich ist eine kurze vorherige Absprache mit der Gynäkologin des Vertrauens trotzdem immer angeraten.

SCHWEINEHUND

Kaum ein Sportler denkt an die Wildschweinjagd, wenn er über den Schweinehund jammert, obwohl der realiter dort zum Einsatz kommt, um Keiler, Bachen und Konsorten aus dem Unterholz und ruchlosen JägerInnen vor die Flinte zu treiben. Selbstredend ist ja auch eher der innere Schweinehund gemeint, und in der Tat, wer kennt ihn nicht, jenen metaphorischen Kläffer, den es im eigenen Inneren zu überlisten gilt, wenn er wieder einmal im Weg herumliegt und zähnefletschend keinen Durchlass gewähren will. Rezepte für seine Bezwingung füllen Regalmeter in der Selbstoptimierungsecke jedes größeren Buchladens (s. dort). Dabei besteht das einfachste Rezept darin, sich zu fragen, ob man sich denn allen Ernstes von einem depperten Unlustgefühl vorschreiben lassen will, was man zu tun hat? Hallo? Einfach ignorieren, das „Viech". Mit steigender Gewöhnung an das sportliche Tun spielt der innere Sauhund dann sowieso keine Rolle mehr, im Gegenteil. Das Gefühl von Unlust kommt dann nur noch auf, wenn man, aus welchen Gründen auch immer, nicht trainieren kann. (s. auch *Abtrainieren*)

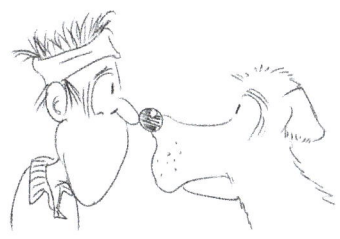

SECHS-STUNDEN-LAUF

Im Gegensatz zum *Marathonlauf*, der seit jeher zumindest klanglich von einer Art Antikenmythos umweht wird, haben die Erfinder des Sechs-Stunden-Laufs auf jedwede irgendwie verbrämende Namensgebung ihrer Disziplin konsequent verzichtet. Entsprechend karg ist die Konzeption derselben. TeilnehmerInnen eines solchen *Ultralaufs* rennen – ähnlich dem *Stundenlauf* — einfach im Kreis, hierbei aber eben sechs Stunden lang, wobei die Runden je nach Ort des Wettkampfs in der Länge zwischen 400 Meter und in der Regel bis zu 3 Kilometer variieren. Kürzere Runden erfreuen sich größerer Beliebtheit, da hier die Erschöpften, nachdem sie sechs Stunden herumgerannt sind, nicht ewig warten müssen, bis sich die Offiziellen erbarmt haben, mit dem geeichten *Hodometer* zwecks Vermessung der Restmeter längsseits zu rollen. Davon abgesehen kommt man auf kürzeren Runden auch öfter am Verpflegungsstand vorbei, wo sich die Minderbegabten gerne immer wieder zum gemütlichen Plausch treffen, während die Elite stoisch an den Mampfenden vorbeizieht und so z. B. ganz unglaubliche Weltrekorde zustande bringt, nämlich bei den Frauen über 85,492 (2017), bei den Männern über 97,2 Kilometer (1978).

SEHNEN ANSATZ REIZUNG

s. *Plantarfasziitis*

SELBSTMASSAGE

Die Selbstmassage wird nicht erst heutzutage warm empfohlen – schon Kleinanzeigen in diversen Zeitungen der 50er und 60er Jahre etwa priesen unermüdlich das vielseitige, vibrierende und handliche Selbstmassagegerät für die Frau von Welt als Jungbrunnen und Entspannungshelfer par excellence an. Heute wird Sportlerinnen und Sportlern nicht mehr ausschließlich zur Nutzung irgendwelcher traulich brummender Gerätschaft geraten – die man durchaus inzwischen in vielerlei Variationen für jedwede Körperregion erstehen kann – stattdessen empfehlen PhysioterapeutInnen ebenso warm, die eigenen Hände zu benutzen, um vor der Aufnahme jedweden sportlichen Unterfangens die beteiligten Muskeln anzuwärmen und zu lockern. Vor einem Lauf z. B. die eigenen Ober- und Unterschenkelmuskulaturen kurz durchgeknetet, die beteiligten *Faszien* gewalkt und die *Achillessehne* akkupressiert kann als verletzungsprophylaktische Maßnahme nicht hoch genug eingeschätzt werden. In heimischen Gefilden lassen sich zusätzlich *Faszienrollen*, Bälle unterschiedlichster Härtegrade und andere Folterinstrumente zur Selbstmassage nutzen. Die anzuwendenden Techniken sind ebenso zahlreich wie die Anleitungen in Büchern, Zeitschriften und im Internet. Das Angebot reicht von Ayurveda- über Rebalancing-, Pilates-, Feldenkrais- und Hildegard-von-Bingen-Selbstmassage bis zur berührungslosen Qui-Gong-Variante für vom Selbstekel Befallene. Unnötig, zu betonen, dass sich die berührungslose Variante der Selbstmassage vor allem perfekt zur Vorbereitung von Läufen eignet, die gar nicht stattfinden.

SHIN SPLINTS

Zum Läuferlatein gehören unausweichlich jene Berichte, in denen vornehmlich Männer gerne glühend schildern, wie sie sich bei diesem oder jenem Rennen mal so richtig die Kante gegeben haben.

Was dabei häufig schamhaft verschwiegen wird, sind die nicht seltenen Folgen eines solchen Tuns. „Nomen est omen" möchte man meinen, denn ganz weit vorne mit dabei ist das klassische, aber trotzdem wenig glamouröse Schienbeinkanten-syndrom, dem auch die weltläufigere Bezeichnung „Shin Splints" nicht wirklich Glanz zu verleihen ver-mag. Diese Knochenhautreizung im Bereich des Scheinbeins beginnt in der Regel dumpf schmer-zend, klingt hernach zunächst in der Ruhephase ab, um dann hinterlistigerweise bei neuerlicher Be-lastung wieder aufzutauchen, zu bleiben und sich zu verstärken, bis man das Laufen freiwillig ad acta legt. Dahinter können dann jede Menge Ursachen stecken: von Übergewicht und Überehrgeiz über ausgelatschte Schuhe, *Pronation*, ein zu flaches Fußgewölbe oder falsches Intervalltraining bis hin zu plötzlich sinnlos gesteigerten Trainings-umfängen oder auch Vitamin-D-Mangel ist alles dabei. Wohl denen, die sich zuvor um eine vernünftige *Lauftechnik* gekümmert und dafür gesorgt haben, dass die Mus-kulatur im Bereich des Sprung-gelenks in einem vernünftigen

Zustand ist. Denn hat man sich das Schienbeinkantensyndrom einmal eingefangen, dann schafft bloß noch mehrwöchige Laufabstinenz Abhilfe. Sehr kundige PhysiotherapeutInnen mögen durch fachgerecht-einfühlsames Herumdrücken an bestimmten Triggerpunkten eine Schmerzlinderung erreichen, aber Wegdrücken lässt sich das Schienbeinkantensyndrom leider keinesfalls.

SINGLE-TRAIL

Geraten MountanbikerInnen oder TrailläuferInnen ins Reden oder Schwärmen, dann fällt über kurz oder lang garantiert der Begriff „Single-Trail". Er ist quasi der Königsweg in der Natur, wobei der Begriff eigentlich bloß einen Pfad bezeichnet, der so schmal ist, dass auf ihm nicht zwei oder gar mehrere Leute nebeneinander Platz haben, wie auf einer Forststraße – die im Übrigen oft ebenso verächtlich wie zutreffend als „Forstautobahn" tituliert wird. Zu mehreren läuft oder fährt man auf Single-Trails demnach hintereinander. Der ganz besondere Reiz besteht zweifelsohne darin, sich auf einem Single-Trail zu begegnen, wenn man in gegensätzlicher Richtung unterwegs ist. Besonders beliebt ist hier das Aufeinandertreffen von bergauflaufenden LäuferInnen und bergabbratenden BikerInnen speziell auf kurvenreichen Strecken mit den meist fatalen Folgen für Mensch und Material – sofern es nicht geglückt ist, jählings in die Rabatten zu springen bzw. zu bremsen. MountainbikerInnen haben inzwischen eine Single-Trail-Skala entworfen, die in Stufen von S0 („Auch geeignet für FrührentnerInnen mit E-Bikes") bis S5 („Nur mit Hang zum Suizidalen irgendwie zu bewältigen") die unterschiedlichen Schwierigkeitsgrade bezeichnet, was vor allem das Angeben am Stammtisch wesentlich vereinfacht.

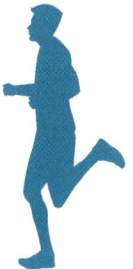

SPINNING

Extrem ödes, aber effektives und gelenkschonendes Ausdauertraining auf einem aufgemotzten stationären Fahrrad, dem Spinning-Bike. Spinning findet in aller Regel gruppenweise in einer Halle statt und trainiert nicht nur die körperliche, sondern auch die geistige Belastungsfähigkeit: Während die monotone Tretbewegung eine optimale Kalorienverbrennung garantiert und somit die Ausdauerleistung erhöht, sorgt die permanente Beschallung mit äußerst schlechter Musik im unausweichlichen Stampfrhythmus dafür, dass auch die psychische Belastungsgrenze schnell erreicht wird. Dies löst im besten Falle den zusätzlichen so genannten Überwindungsreiz aus, im schlechtesten Fall einen Tinnitus. Hörstürze sind daher beim Spinning weitaus häufiger anzutreffen, als sonstige Unglücke. Für Läufer ist Spinning eine optimale Schlechtwetterergänzung zu ihrem normalen Pensum, sofern sie sich den damit zwangsläufig verbundenen Zwängen hinsichtlich Geschwindigkeit und Gruppendynamik irgendwie gewachsen fühlen.

SPIRO ERGOMETRIE

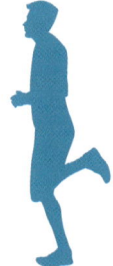

Wer meint, sich partout seine Leistungsfähigkeit bescheinigen lassen zu müssen, dabei aber vor den blutigen Versehrungen der *Laktatmessung* zurückschreckt, der/die greift zur Spiroergometrie. Auch hier kommen Laufband oder Fahrradergometer zum Einsatz, aber auch ein EKG sowie eine ziemlich unförmige Atemmaske nebst allerlei Verkabelung. Wie beim Laktattest wird auch hier hinterlistigerweise die Belastung stufenweise erhöht (Stufentest). Gemessen werden dabei Puls und Blutdruck sowie die Konzentration von Kohlendioxid und *Sauerstoff* in der Atemluft, wobei erfreulicherweise auch starker Mundgeruch die Testergebnisse nicht beeinträchtigt. Die Dauer der Messung beträgt etwa 15 bis 20 Minuten, sofern ein Proband nicht vorher vom Gerät fällt oder sonstige Anzeichen zeigt, die irgendwie als letal interpretiert werden müssen. Überlebende erhalten am Ende ein buntes Diagramm mit einer Menge Zahlen, woraus unter anderem knallhart abzulesen ist, welches Leistungsniveau man sich in diesem Leben gleich mal abschminken kann. Zur Trainingssteuerung und Optimierung bestimmter Leistungsbereiche aber ist die Spiroergometrie definitiv das Gelbe vom Ei.

SPORT-BH

s. *Büstenhalter*

SPORTLERHERZ

Bekanntermaßen haben viele Menschen, die Sport treiben, ja sowieso ein großes Herz. Afrikanische Spitzenläufer beispielsweise halten in ihrer Heimat nicht selten ganze Dörfer von ihren Preisgeldern am Laufen. Aber selbst die Herzen dieser Helden werden noch größer infolge des nicht unintensiven Trainings, das die Herrschaften allenthalben nicht müde werden, zu betreiben. Ebenso kann es auch HobbysportlerInnen ergehen, die fleißig bis exzessiv Ausdauersport betreiben. Wie der restlichen Muskulatur bleibt nämlich auch dem Herzen gar nichts anderes übrig, als sich an gestiegene Leistungsanforderungen anzupassen, und so wandelt es sich durch fröhliche Vermehrung seiner Muskelmasse und Vergrößerung der Herzkammern zum Sportlerherz. Fürderhin pumpt es bei Anstrengung wesentlich mehr Blut durch den Körper als beim Untrainierten und schlägt in Ruhestellung viel seltener. Das Schöne daran ist, dass man sich angesichts dieses Vergrößerungsprozesses keineswegs die Haare raufen muss, sondern weidlich Gelassenheit an den Tag legen kann, denn dies ist ein ganz natürlicher Vorgang, der kein höheres Gesundheitsrisiko oder sonstige Unbilden nach sich zieht. Selbstverständlich gibt es auch krankhafte Veränderungen und Vergrößerungen des Herzens, die keinesfalls freudig zu begrüßen sind, von daher ist eine Visite beim Hausarzt in jedem Zweifelsfall eine nicht zu toppende, gute Idee. (vgl. auch *Fiebriger Infekt* und *Extrasystolen*)

SPREIZFUSS

Spreizfüße sind solche, die im vorderen Bereich ausgelatscht und breitgetreten sind. Die Zehen streben auseinander, was immerhin der Belüftung der Zehenzwischenräume förderlich ist. Gefährdet, sich einen Spreizfuß einzuhandeln, sind generell Menschen, die die Tendenz haben, ihre Schuhe zu klein zu kaufen, aber auch schlappes Bindegewebe kann eine Ursache für die Spreizung sein. Zu Leibe gerückt wird dem Spreizfuß oft mit Einlagen. Der Sinn dieser Symptomhuberei ist allerdings füglich zu bezweifeln, denn Einlagen verändern meist auch die Statik des gesamten Körpers, was nicht wirklich vorteilhaft ist. Übungen zur Stärkung der Fußmuskulatur sind weitaus angebrachter und oft geeignet, dem Fuß nach geraumer Zeit seine ursprüngliche Form wiederzugeben. Überdies können Spreizfüße – beispielsweise beim Kraul-Beinschlag – durchaus einen Vorteil bringen, den andere SchwimmerInnen sich durch die Anschaffung teurer Flossen erst erkaufen müssen.

SPRINGERKNIE

s. *Patellaspitzensyndrom*

STARTAPATHIE

Wenn die Nebenfrau oder der Nebenmann im Startblock vor dem Start dumpf vor sich hinstarrt und unter einer hypnotischen Störung zu leiden scheint, statt wie alle anderen nervös-euphorisch, grimmig-verspannt oder stoisch-entschlossen dem Startschuss entgegen zu stehen, dann ist sie oder er womöglich Opfer eines Anfalls von Startapathie geworden. Im Gegensatz zum *Startfieber* wirft dieser psychische Zustand der absoluten Unlust die jähe Frage auf, was das eigentlich alles soll, und weckt den dringenden Wunsch, sich umgehend wieder ins Bett zu legen. Gutes Zureden kann helfen, muss aber nicht. Wenn StartapathikerInnen letztlich doch starten, dann meistens nur, weil sie von MitläuferInnen aus dem Weg und auf diese Weise irgendwie angeschoben werden und ihnen der Rest dann auch egal ist. Immerhin laufen StartapathikerInnen selten Gefahr, sich am Anfang eines Wettkampfs zu sehr zu verausgaben.

STARTFIEBER

Wenn der Nebenmann oder die Nebenfrau im Startblock bereits vor dem Start veritabel herumschwitzt, permanent an seiner Funktionskleidung herumzupft, wiederholt seine Uhr kontrolliert, alle zwei Minuten den Puls checkt, mehrfach seine hinter ihm stehenden VerfolgerInnen beäugt, bei versehentlichem Augenkontakt ein verkniffenes Grinsen aufsetzt, des Öfteren die korrekte Verschlossenheit seines Startbandes prüft, in unregelmäßigen Abständen halblaut feststellt, dass es jetzt ja dann gleich losgeht, und schließlich doch lieber nochmal in höchster Hektik ein Dixie-Klo aufsucht, dann handelt es sich um einen eindeutigen Fall von fortgeschrittenem Startfieber. Startfiebernde können ansteckend wirken, weshalb gegebenenfalls die Einhaltung einer Quarantänezone erwogen werden sollte. Hilfe ist selten möglich, wenngleich gelegentlich im Normalfall vollkommen wirkungslose homöopathische Notfall-Bonbons doch leichte Placebo-Wirkung zeigen können. Startfiebernde sind in der Regel keine ernstzunehmenden Gegner oder

-innen, da sie nahezu ausnahmslos dazu neigen, einen Wettkampf für ihre Verhältnisse viel zu schnell anzugehen und bereits nach wenigen Kilometern vermittels diverser Krämpfe ihren dann völlig überhöhten Laktatwerten zu erliegen.

STILLEN

Mit Fug und Recht lässt sich behaupten, dass sich das Stillen während des Laufens nicht wirklich durchgesetzt hat. Einer der Hauptgründe dürfte bei Säuglingen ohne Zähne darin bestehen, dass sie aufgrund der auftretenden Erschütterungen in der Regel nicht in der Lage sind, die Brustwarze bei sich zu behalten. Darauf reagieren sie gemeinhin mit lautstarken Unmutsäußerungen, was die Konzentration beim Laufen doch eher stört. Babys, die bereits erfolgreich gezahnt haben, haben dieses Problem nicht unbedingt, hier ist es eher der schmerzinduzierte Unmut der Mütter, der die ausreichende Nahrungsaufnahme vereitelt. Grundsätzlich ist aber festzuhalten, dass medizinisch gesehen das Laufen für stillende Mütter nicht absolut ausgeschlossen ist, sofern sie währenddessen ihre Kinder zuhause lassen, ihr *Beckenboden* die Erschütterungen aushält und sie durch geeignete Kleidung (s. *Büstenhalter*) in der Lage sind, dem unabdingbaren Auf und Ab der Natur den notwendigen Einhalt zu gebieten. Vor Langstreckenläufen empfiehlt sich der Einsatz einer Milchpumpe sowie wahlweise des Kindsvaters oder anderer geeigneter Hilfskräfte zur Verabreichung der entsprechend extracorporierten Milch an das Kind. Die Milch selbst verändert sich übrigens auch bei regelmäßigem Training in keinster Weise, es sei denn, die Mutter trainiert wiederholt mit Maximalbelastung. Dann findet sich tatsächlich ein erhöhter Milchsäurespiegel nicht nur in ihrer Muskulatur, sondern auch in der Muttermilch, und danach folglich im Kind. Schaden richtet aber auch das nicht an, außer, dass die Mutter noch geschaffter ist als sowieso schon.

STRESS
FRAKTUR

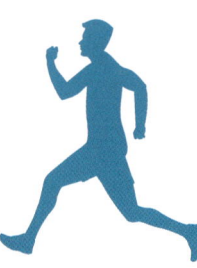

Die Stressfraktur wird seltsamerweise auch als Ermüdungsbruch bezeichnet und ist damit zunächst eine der ganz seltenen Erscheinungen, bei denen der Begriff Stress als Synonym für Ermüdung herhalten muss. Davon abgesehen handelt es sich um Teil- oder Komplettbrüche vor allem von Knochen, die höheren Gewichtsbelastungen ausgesetzt sind, weshalb Füße und Unterschenkel (seltener Oberschenkel) gerne „ermüdungsbrechen", wobei besonders LäuferInnen, Übergewichtige und insbesondere natürlich übergewichtige LäuferInnen bzw. laufende Übergewichtige betroffen sind. Die Schmerzen bei einer Stressfraktur – oft genau lokalisierbar, manchmal aber auch bloß diffus – nehmen in der Regel schleichend zu, wie viele BesitzerInnen der betroffenen Extremitäten im Übrigen auch. Die Ursachen dieser Verletzung sind grundsätzlich unverschämt: Es kann bei blutigen Anfängern schon die bloße Aufnahme des Trainings sein, bei vieltrainierenden LäuferInnen reichen unter Umständen lediglich neue Schuhe oder ein anderer Laufuntergrund aus, um von einer Stressfraktur in die Wüste des Nichtstuns geschickt zu werden – im schlimmsten Fall womöglich noch gekrönt durch einen Gips oder eine Orthese. Und bevor nach einem Komplettbruch irgendetwas schief zusammenwächst, kann man auch schon mal auf dem OP-Tisch landen. Wie bei allen anderen Verletzungen gilt deshalb auch hier: Besser gar nicht erst haben! Vorbeugen lässt sich durch einen durchgehend ordentlichen Kalziumhaushalt sowie durch Vermeidung zu großer Schrittlängen. (vgl. *Pose®-Running*).

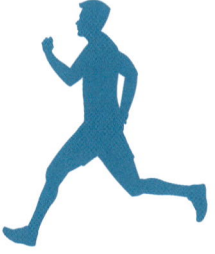

STRETCHING

s. *Dehnen*

STUFENTEST

s. *Laktatmessung* und *Spiorergometrie*

STUHLREIZ

s. *Montezumas Rache*

STUNDENLAUF

Bei einem Stundenlauf-Wettbewerb laufen alle Beteiligten eine Stunde lang im Kreis, vorzugsweise auf einer 400-Meter-Laufbahn. Am Schluss pfeift jemand, in der Regel ein Ehrenamtler, woraufhin die LäuferInnen wie angewurzelt stehen zu bleiben haben, bis jemand mit einem Maßband, *Hodometer* oder ähnlichem Messwerkzeug vorbeikommt, um die Restmeter der letzten Runde zu protokollieren. Wenig überraschend hat gewonnen, wer in dieser einen Stunde die meisten Meter zurückgelegt hat. Der Stundenlauf besticht nicht nur durch die unerreicht unprätentiöse Einfachheit seines Grundkonzepts, sondern hat auch insofern Vorteile, als dass etwa die Gefahr, sich während eines Wettbewerbs zu verlaufen, nicht nur im Vergleich zum Geländelauf, relativ gering ist. Der Umstand, dass man als schwächerer Läufer regelmäßig von immer denselben KonkurrentInnen überholt wird, erzeugt ein Vertrautheits- und Zusammengehörigkeitsgefühl, wie es beispielsweise beim 100-Meter-Lauf nur sehr, sehr selten anzutreffen ist. (vgl. auch *Sechs-Stunden-Lauf* und *Vierundzwanzig-Stunden-Lauf*)

SUPER MARATHON

s. *Ultralauf*

SUPER
SAUERSTOFF
LAUF

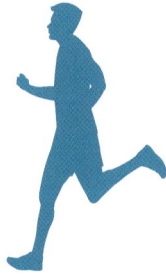

Das Laufen ohne hinreichende Zufuhr von *Sauerstoff* wird gemeinhin – und sehr zu Recht – als weitgehend unzuträglich gebrandmarkt. Nicht zuletzt aus diesem Grund wurde der Supersauerstofflauf erfunden. Hinter diesem imposanten Begriff verbirgt sich freilich lediglich der langsame regenerative Dauerlauf, z. B. als Vor- oder Nachbereitung einer schnellen Trainingseinheit. Anders ausgedrückt: Beim SSL öttelt man mit maximal 70 Prozent der maximalen Herzfrequenz seiner Wege, und das möglichst über mehrere Stunden. Atemnot ist hierbei eher nicht zu erwarten. Die gute Nachricht für Übergewichtler, die in der Regel sowieso nicht schneller laufen können: Bei diesem Tempo wird der gemeinhin als *Fettverbrennung* bezeichnete Prozess optimal angekurbelt.

SUPINATION

Supination ist das Gegenteil von *Pronation* und daher, nicht nur bei längeren Läufen, absolut nicht zu empfehlen. Diese auf gut deutsch auch „Auswärtsdrehung des Fußes" genannte Bewegung irritiert nicht nur den eigenen Bewegungsapparat, sondern auch die nachkommenden Läufer erheblich, weil durch sie der Eindruck entsteht, die Beine des Vordermannes brächen jeden Moment oberhalb des Knöchels durch. Inspiziert man die beteiligten Laufschuhsohlen stellt sich in der Regel heraus, dass die an der Außenseite weitaus abgeschrabbelter sind als sonst wo. Oft folgt bei sportlicher Betätigung aus dem Hang zur Supination heraus die plötzlich-unwillkürliche und komplette Inversion des Fußes – das Umknicken – was wiederum gerne ein sogenanntes Supinationstrauma (Überdehnung oder Bänderriss) zur Folge hat. Damit ist man als Betroffene immerhin jener Verletzung teilhaftig geworden, die als häufigste Sportverletzung überhaupt gilt. Unmittelbar danach hilft nicht viel außer PECH (s. *PECH-Regel*), dann heißt es sinnvollerweise: Arztbesuch, Kompressionsverband, Orthese und noch mehr Ruhe, aber nicht zu viel. Tipp für Kassenpatienten: Das Hochlegen des betreffenden Beines beim mehrstündigen Warten in der Praxis des Orthopäden kann grobe Schwellungen eventuell verhindern. Wer Glück hat, bei dem bleibt hernach keine chronische Schwächung der Sprunggelenksstabilität zurück. Glücklicherweise haben viele Glück. Möglichst noch, bevor man sich beschädigt, empfiehlt sich für Supinierer und -innen ein Besuch beim jeweiligen Sportschuhverkäufer des Vertrauens, der im besten Falle nach einer gefilmten Hatz auf dem Laufband in der Lage sein sollte, das korrekte Schuhwerk zielsicher aus dem Regal zu ziehen und anzubieten. Weitaus besser ist aber, noch vorher einen vernünftigen Lauftechnikkurs zu besuchen, die schlappe Muskulatur und Stabilität aufzutrainieren und sich erst danach eines Schuhneukaufs zu befleißigen. (vgl. auch *Pronation*)

Mein körperliches Training besteht darin, dass ich die Särge der Freunde trage, die regelmäßig trainiert haben.

Chauncey Depew

TAPERING

Wahrscheinlich, weil Tapering weitaus hipper klingt als „aktive Erholung" hat sich dieser Begriff bei wettkampforientierten LäuferInnen durchgesetzt. Gemeint ist in beiden Fällen schlicht die Reduzierung des Trainingsumfangs vor einem Wettkampf, basierend auf der Erkenntnis, dass ein bisschen Faulheit vor einer exorbitanten Anstrengung sich noch immer ausgezahlt hat. Gerne wird Tapern allerdings mit „vor dem Wettkampf die Füße hochlegen" verwechselt, aber das ist ein arges Missverständnis, denn es geht mitnichten darum, abzuhängen. Um sich vernünftig aktiv zu erholen, kann man beispielsweise in den zwei Wochen vor dem großen Tag seinen gewohnten Trainingsumfang halbieren und dafür dann kurze, intensive Einheiten in Form von Intervall- oder Steigerungsläufen absolvieren. Der Körper dankt es durch Regeneration und volle Leistung, wenn sie gebraucht wird.

TEMPO

s. *Lauftempo*

TESTOSTERON

Wenn es denn für Männer so etwas gibt wie das schlechthinnige Sehnsuchtshormon, dann ist es das Testosteron. Davon kann man nie genug haben, glauben viele, und daher ist es leider auch das Irrungshormon par excellence. Zunächst einmal findet sich dieses Sexualhormon grundsätzlich ganz natürlich im männlichen wie im weiblichen Körper – beim überwiegenden Teil der Frauen glücklicherweise in geringer Konzentration, was das Ausbleiben etwa von Damenbartwuchs sehr begünstigt. Was die Attraktivität für manche Männer ausmacht, ist zum einen die muskelwachstumsfördernde, zum anderen die *libido*steigernde Wirkung. Entsprechend Verirrte, deren Männlichkeitsideal in einem muskelbepackten Körper mit Dauerständer besteht, führen sich daher Testosteron künstlich zu – auch zu Dopingzwecken. Sie verkennen dabei, dass das Wunschhormon ihrer feuchten Träume quasi das Ei des Damokles ist, das als zweischneidiges Schwert über ihnen hängt (oder jedenfalls so ähnlich). Die Verheerungen von zu viel Hormon können nämlich fatal sein und Ruckzuck ist dann der Männlichkeitsdrops gelutscht. Nicht selten geben sich infolge solchen Missbrauchs verkümmerte Hoden, verkalkte Gefäße, ausgefallene Haare, Pickel und Pusteln sowie psychische Ausfallerscheinungen mit einem höheren Herzinfarktrisiko ganz unmännlich die Klinke in die Hand. Es sollte also nur der zur Testosteronspritze greifen, der solche Aberrationen ausdrücklich schätzt. Wer sich als Normalläufer heimlich nach mehr Testosteron sehnt, für den lautet die gute Nachricht: Unter Zuhilfenahme einer moderaten Ausdauerbelastung lässt sich die Produktion ganz natürlich und eindeutig steigern. Jene Läufer allerdings, die sich gerne über viele Stunden ultramäßig durchs Gelände quälen, müssen damit leben, dass ihr Testosteronspiegel nicht nur nicht steigt, sondern wahrscheinlich deutlich sinkt. Offenbar hängen oder stehen Hoden Ultraläufen eher reserviert gegenüber und stellen die Produktion von Testosteron bei übermäßiger Laufzeit beleidigt ein. Vielleicht ist das der Grund dafür, dass der Nachwuchs beispielsweise bei Meisterschaften im

24-Stunden-Lauf oder bei ähnlichen Langstrecken-events so dünn gesät ist bzw. der Altersdurchschnitt hier gerne bei 50+ liegt.

TOI TOI

Hinter diesem Kürzel verbirgt sich keineswegs ein zweckmäßig verkürzter Aufmunterungswunsch, sondern vielmehr die sagenhafte Verheißung von Erleichterung – jedenfalls dann, wenn etwa bei einem Stadtmarathon Blase oder Darm unmissver-ständlich auf ihr Recht zur Entleerung pochen. Die in der Regel blauweißen Kabinen grüßen mit be-sagter Aufschrift schon von Weitem und sind von vielen Laufevents nicht mehr wegzudenken. Man möchte sich auch gar nicht ausmalen, wie die Strecken aussähen, wenn es sie nicht gäbe (s. *Montezumas Rache*). Zwar laden die plastilinen Abtritte, vom olfak-torischen Standpunkt aus betrachtet, draußen und drinnen eher nur sehr bedingt zum Verweilen ein, aber die dankbaren Gesichter jener BenutzerInnen, die sie kurz zuvor noch mit verzerrt-gequältem Gesichtsausdruck gestürmt haben, sprechen eine ganz eindeutige Sprache. Sie alle danken Fred Edwards, den im Jahre 1973 die Eingebung zur Erfindung der mobilen stillen Örtchen ereilte.

TRAIL-RUNNING

Was bei Turnvater Jahn weiland noch schnöde als Geländelauf durchging, ist heutzutage proper gedenglisht, will sagen: Das Gelände heißt jetzt auch im deutschsprachigen Raum „Trail" und die Läufer sind keine Läufer mehr, sondern „Runner". Wohl nicht zuletzt, weil das alles weitaus hipper klingt, erfreut sich der „Trailrun" in den letzten Jahren buchstäblich steigender Beliebtheit – besonders im Gebirge. Die entsprechende industrielle Aufwertung des Genres hat nicht lange auf sich warten lassen, und so gibt es inzwischen jede Menge hochpreisiges „Trail Gear" (sprich Geländelauf-Ausrüstung) für geneigte Adepten und -innen. Vieles davon kann man getrost den Hasen geben, wenn man schon mal unterwegs ist. Unbedingt ins Auge fassen sollte man allerdings die Anschaffung spezieller Trailschuhe, wofern man sich ins Unwegsame bequemen möchte, da manche variantenreiche Bodenbeschaffenheit mit normalen Laufschuhen tatsächlich nicht wirklich mit Vergnügen zu bezwingen ist (s. auch *Single-Trail*).

TRIATHLON

Es heißt, wer weder vernünftig laufen noch Rad fahren oder schwimmen kann, also über mittelmäßige Leistungen in diesen Disziplinen partout nicht hinauskommt, der oder die findet irgendwann zum Triathlon. Tatsächlich bietet der Dreiklang aus Schwimmen, Radeln und Laufen den Mediokren aller drei Sportarten die Möglichkeit, bei unmittelbar aufeinanderfolgender Absolvierung dieser Tätigkeiten doch einigermaßen respektable Endergebnisse zu erzielen. Das gilt natürlich nicht für Spitzenathleten à la Jan Frodeno und KonsortInnen, die auch im Triathlon schneller laufen, als manch einer radeln kann. Für Hobby-TriathletInnen aber können sich hier ungeahnte Möglichkeiten zur Steigerung des Selbstwertgefühls auftun, denn den Triathlon umweht häufig jener Nimbus der Ahnungslosen, der beim Laufen allenfalls noch bei Ultra-Distanzen zur Anwendung kommt. Das wiederum liegt daran, dass Unkundige einen Triathlon meist mit dem Ironman auf Hawaii gleichsetzen, also nicht wissen, dass man als Triathlet beispielsweise auch eine gemütliche Familiendistanz in Cloppenburg rund um die Thülsfelder Talsperre absolvieren kann. Darauf ausdrücklich hinzuweisen, fühlen sich TriathletInnen denn auch nicht unbedingt zwanghaft verpflichtet. Nur-LäuferInnen begegnen, wenn sie ihren Minderwertigkeitskomplex nicht im Griff haben, TriathletInnen gelegentlich mit einer gewissen Reserviertheit – aber nur, bis sie selbst ihren ersten Triathlon absolviert haben.

*Ultralauf: Laufen bis es nicht mehr geht –
Gehen, bis es wieder läuft!*

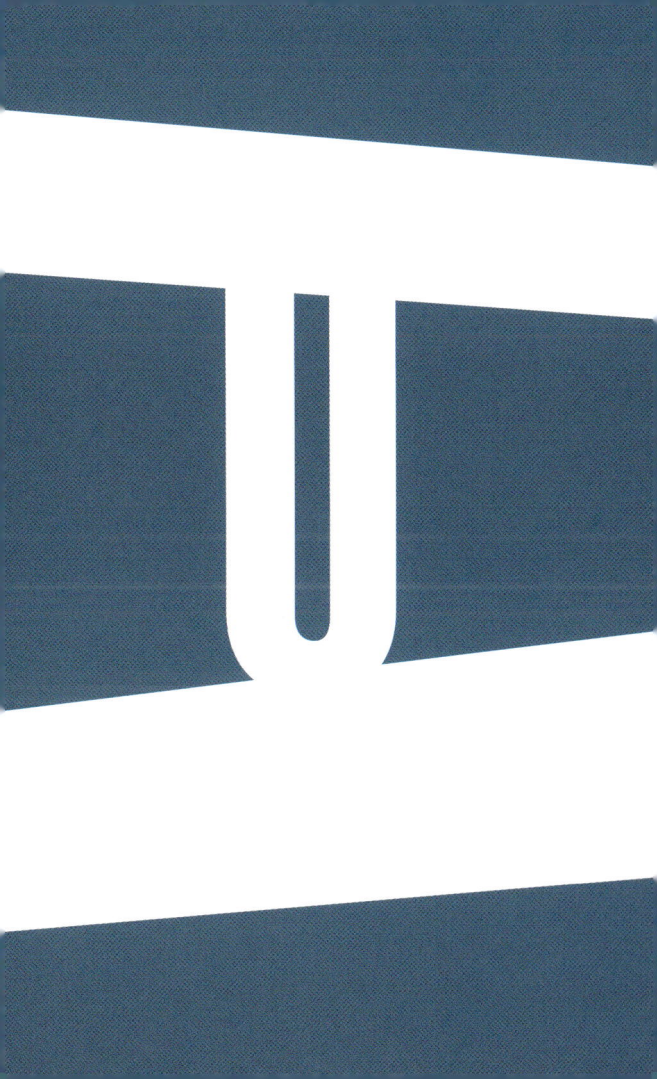

ÜBER PRONATION

s. *Pronation*

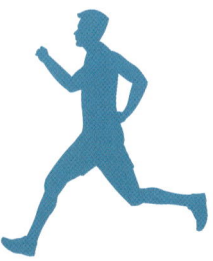

ULTRALAUF

Als Ultralauf geht zunächst jeder Lauf durch, der über die Marathondistanz hinausgeht. Ein Ultra fängt also theoretisch ab Kilometer 42,195 an, wobei die DUV (Deutsche Ultramarathon-Vereinigung e.V.) findet, dass Ultras erst ab 45 Kilometern welche sind. Von alten Hasen werden „läppische" Distanzen unter 50 Kilometern auch gerne mal als „Baby-Ultras" geschmäht. Eine Grenze nach oben gibt es hier nicht wirklich, wenngleich der „Self Transcendence Run" in New York mit seinen 4989 Kilometern (3100 Meilen) als der längste offizielle Lauf weltweit gilt. Dieser Lauf wird übrigens auf einer 883 Meter langen Betonrunde ausgetragen und ist ohne eine gehörige Portion Transzendenz auch wirklich nicht zu bewältigen. War der Ultralauf lange Zeit überwiegend älteren Herrschaften vom Schlage „ZDF-Publikum" vorbehalten, die einsehen mussten, dass es mit der Schnelligkeit in diesem Leben nicht mehr so recht etwas wird, kommen in den letzten Jahren auch vermehrt jüngere LäuferInnen auf den Geschmack.

Das hat etwa bei der Königsdisziplin, dem klassischen 100-km-Lauf, ganz neue Zeiten und z. B. beim 24-Stunden-Lauf ganz neue Distanzen zur Folge. Und lässt die Alten leider noch älter aussehen.

URIN

Ein zu Unrecht aus der Mode gekommenes Desinfektionsmittel für kleinere akute Verletzungen in Situationen, in denen gerade nichts anderes zur Hand ist – Ultraläufer wissen, wovon die Rede ist. Wenn auch neuere Studien zeigen, dass Urin nicht grundsätzlich steril ist, wie lange angenommen, sondern bloß für einen selbst, so kann dennoch die Applikation einer fröhlich-frischen Harndosis aus dem Mittelstrahl (!) bei kleineren offenen Wunden oder Blasen durchaus reinigend, desinfizierend und schmerzlindernd wirken. Zu beachten ist allerdings, dass beim Aufbringen des Urins keine weiteren Verletzungen durch Verrenkung oder Verdrehung entstehen, weil sich die Verletzung an einer irgendwie ungünstig zu erreichenden Körperregion befindet. In einem solchen Fall empfiehlt es sich dann doch, schlankweg die Blase einer vertrauten Person anzuzapfen. Sollte keine vertraute Person zuhanden sein, so ist die Vertrautheit nach der Behandlung sicherlich gegeben. Natürlich kann man kurzerhand ebenso einen Urinwickel anlegen, mit dem sich z. B. auch Verstauchtes entschmerzen und abschwellen lässt. Von den vielen weiteren unglaublichen Vorteilen, die der gemeine Urin in unterschiedlichen Darreichungsformen mit sich bringt, zeugt inzwischen eine ganze Reihe von Büchern bei deren Lektüre man aus dem Staunen gar nicht mehr herauskommt.

Wer glaubt, keine Zeit zum Laufen zu haben, wird später Zeit zum Kranksein haben müssen.

Chinesisches Sprichwort

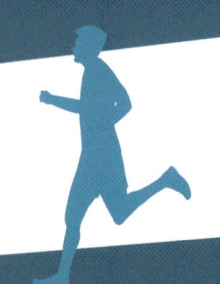

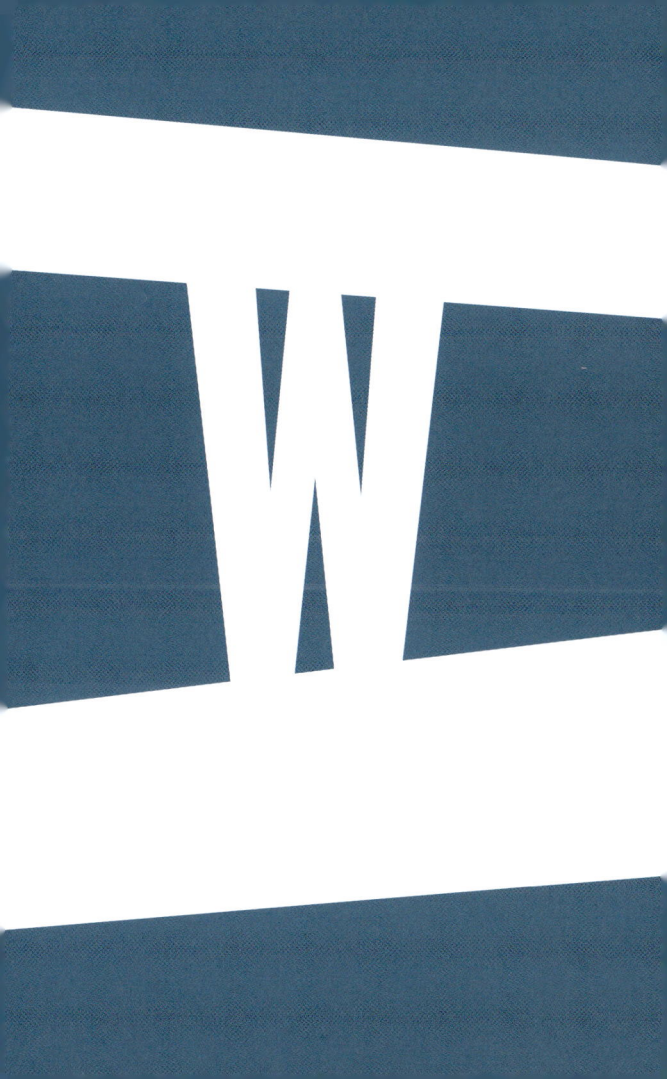

WALKEN

Walken, Christopher (* 31.03.1943 in Queens, NY), ist Schauspieler, Tänzer und Regisseur. Der Sohn eines emigrierten deutschen Bäckers, gilt als einer der besten amerikanischen Charakterdarsteller – und zwar zu Recht. Laut Regisseur Abel Ferrara hat Christopher Walken mehr Talent im kleinen Zeh als die meisten Superstars sonst irgendwo zusammen. Wer Walken in seinen diversen Rollen gesehen hat, wird das bestätigen können. Alle anderen sollten es schleunigst nachholen.

WALKMAN

Ältere unter uns werden sich schwach erinnern: Falls man nicht Mitglied einer Marschkapelle war, war die erste Möglichkeit, seine eigene Musik unterwegs überall dabei zu haben, ab Juli 1979 der „Walkman". Dieser tragbare Musikkassetten-abspieler mit Kopfhörer der Firma Sony wurde sofort von den Alten als weiterer Beitrag zum Untergang des Abendlandes geschmäht, von der Jugend aber lauthals bejubelt. LäuferInnen brachte er bis dato ungeahnte Freiheiten, konnten sie sich doch eigens zum Laufen gedachte Musikcassetten aufnehmen und unterwegs anhören, deren rhythmische Gestaltung fürderhin den Rhythmus des Lauftrainings prägte – leider mitunter sehr nachhaltig, sofern herannahende (Kraft-) Fahrzeuge ungewohnterweise nicht gehört und die laufenden MusikliebhaberInnen darob über den Haufen gefahren wurden. Eine ungeschmeidige Stampflauftechnik wurde von diesen Geräten, wenn sie am Gürtel befestigt waren, umgehend mit einer jaulend eiernden bzw. aussetzenden Wiedergabe bestraft, was dazu führte, dass man sich entweder automatisch um eine bessere Lauftechnik bemühte oder den Walkman kurzerhand beim Laufen in der Hand behielt und ausbalancierte, was der Laufstilistik allerdings überhaupt nicht zuträglich war.

*Lustvoll scheitern geht beim Laufen
am besten.*

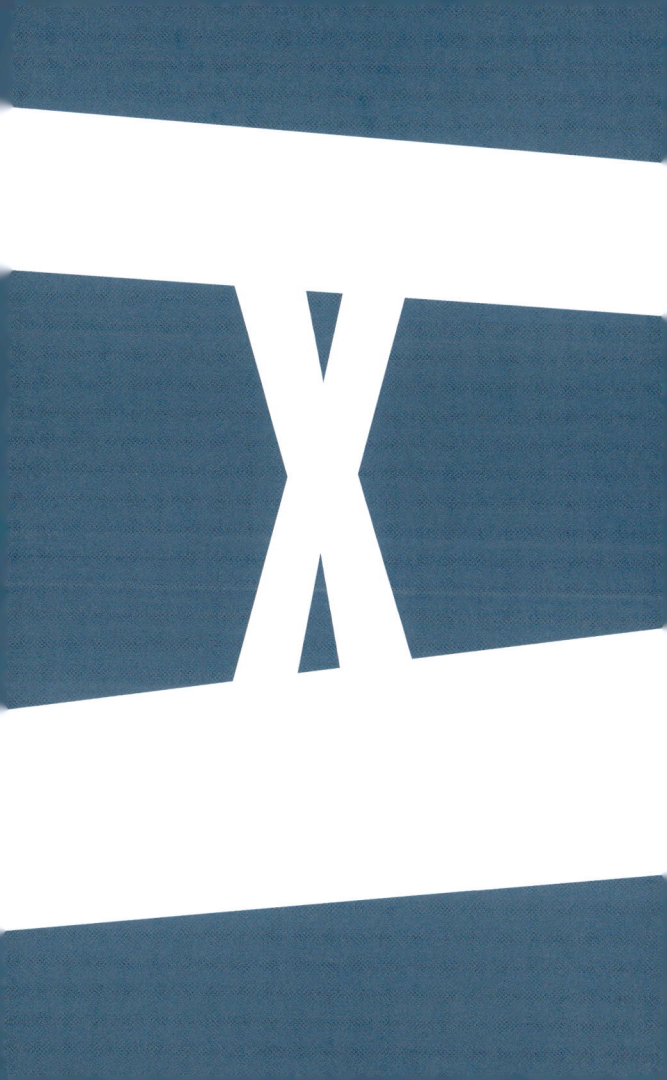

X-BEINE

Von Natur aus ist das Abwinkeln der Unterschenkel nach außen nicht unbedingt vorgesehen. Insofern dürfen X-Beine – wenn sie denn überhaupt irgendetwas erheben können – mit Fug und Recht den Anspruch erheben, die irritierendste, gleichzeitig aber vielleicht auch anmutigste Fehlstellung der Beine zu sein. Hinter einem x-beinigen Vordermann einher zu laufen birgt daher Pein und Faszination für einen Betrachter gleichermaßen. Für Betroffene hingegen dürfte sich besagte Anmut leider nur schwerlich erschließen, da je nach Ausprägung das beteiligte Kniegelenk einer stark erhöhten Belastung schon bei normalem Gebrauch ausgesetzt ist, was zu Schmerzen und arthritischen Zuständen führen kann. Je größer der Winkel, umso notwendiger sind Maßnahmen dagegen. In leichteren Fällen können spezielle *Einlagen* – obwohl nicht selten eher Teufelswerk – manchmal Entlastung bringen. PhysiotherapeutInnen können dabei helfen, eine womöglich eher schlabberige Muskulatur an Oberschenkeln, Hüften und Knien zu stärken, die dann für Entlastung und mehr Stabilität sorgt. Schwere Fälle landen gelegentlich sogar auf dem OP-Tisch, wo, je nach Diagnose, über oder unter dem Knie z. B. (Knochen-) Keile eingesetzt bzw. herausgesägt oder ähnliche rustikale Reparaturen vorgenommen werden. Das Einholen einer Zweit- oder gar Drittmeinung ist vor entsprechenden Sägearbeiten, die auch von erfahrenen Heimwerkern eher nicht selbst durchgeführt werden sollten, zu empfehlen. (vgl. *O-Beine*)

Am besten ist, man tritt bei einem Wettkampf nur gegen sich selbst an. Dann gewinnt man immer.

ZIEL
EINLAUF

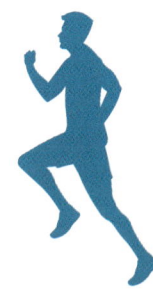

Der Zieleinlauf sollte in aller Regel so gestaltet werden, dass er der Glorie des vorangegangenen Rennens gerecht wird. Diese goldene Regel wird allerdings von verschiedenen LäuferInnentypen sehr unterschiedlich interpretiert. Während die einen sich am Riemen reißen und selbst mit der Kehrmaschine im Nacken angesichts der magischen Linie noch einmal mit stolzgeschwellter Brust in eine Art Laufschritt verfallen, überqueren andere waidwund und torkelnd die Ziellinie, um danach als Häufchen Elend keuchend zusammenzusinken. Wieder andere dokumentieren ihre vorherige übermenschliche Anstrengung dadurch, dass sie sich spätestens nach Umhängen der Medaille im Zielbereich ansatzlos übergeben, still beobachtet vom staunenden Publikum und alsbald examiniert von den anwesenden Sanitätern. Es gibt beim Zieleinlauf Grinser, Weinende, Armhochreisser, Daumenreckende, Brüller, scheu Abwinkende, Selbstbegeisterte, Brunftschreiende, Stillvergnügte und nicht zuletzt natürlich jene stoischen alten Hasen, die sich nichts anmerken lassen und so den Eindruck erwecken, als hätten sie zuvor überhaupt nichts getan und seien nur ganz zufällig im Ziel gelandet. Der Zieleinlauf ist mithin ein Konzentrat der menschlichen Natur in all ihren seltsamen Ausprägungen und deshalb ein empfehlenswertes Spektakel allererster Güte, dem man sich als ZuschauerIn gar nicht oft genug hingeben kann.

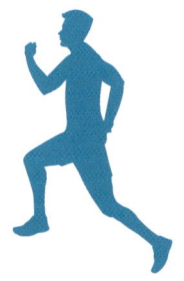

DER AUTOR

Christoph Falkenroth ist Autor, Drehbuchautor, Übersetzer, ITler, Vorstandsmitglied, Heimwerker und noch einiges andere in ständig wechselnder Reihenfolge. Zum Laufen kam er im Rahmen seiner ersten Midlife-Crisis, die er 1997 beim 1. Köln-Marathon einigermaßen bewältigte. Dass er trotz suboptimaler Vorbereitung bei dieser Gelegenheit das Ziel erreichte, ohne von einer Kehrmaschine überrollt zu werden, ist ihm in der Rückschau noch heute eine Art inneres Missionsfest.

Nach dieser prägenden Erfahrung – bei der ihn seine höchstschwangere Gattin selbstlos auf einem Fahrrad über mehr als die Hälfte der Strecke begleitete – widmete er sich dem Laufen allerdings eher theoretisch (also gar nicht). Erst, als er den daraus resultierenden körperlichen Verfall nicht länger ignorieren konnte, nahm er die Laufschuhe erneut in die Hand und das Training wieder auf.

Inzwischen ist er mit schöner Regelmäßigkeit laufend auf Lang- und Ultrastrecken im Flachland und in den Bergen unterwegs – und versteht überhaupt nicht mehr, wie ihm jemals eine andere Daseinsform möglich sein konnte.

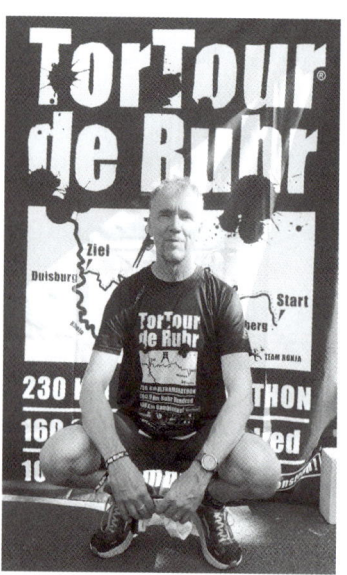

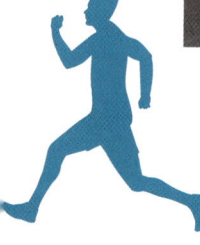

HAT IHNEN DAS
BUCH GEFALLEN?

Vielen Dank, dass Sie mein Buch gelesen haben.
Ich hoffe sehr, dass ich Ihnen etwas mitgeben und
Sie unterstützen konnte. Wenn es Ihnen gefallen
hat, würde ich mich sehr freuen, wenn Sie ihm bei
dem Online-Shop eine Bewertung geben, bei dem
Sie es bestellt haben. Oder Sie schreiben bei einem
Ihrer Lieblings-Buchportale eine Rezension.
Ihre Meinung zu meinem Buch ist mir sehr wichtig
und eine kleine Anerkennung für meine Arbeit.
Außerdem hilft es mir, neue Leser für meine Bücher
zu finden.

Vielen Dank für Ihre Unterstützung!

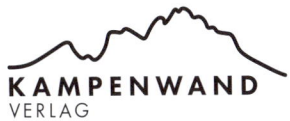

KAMPENWAND
VERLAG